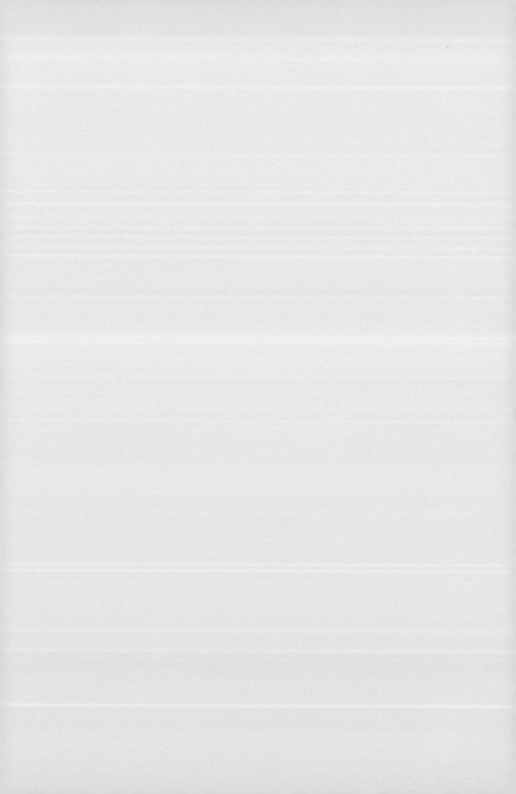

스스로 **암 치유**하는 **몸**

스스로
암 치유
하는
몸

아보 도오루·기준성·후나세 슌스케 지음
고선윤 옮김

ⓙ 중앙생활사

| # 자연치유로 이끄는
신의학 운동을 논하다

얼마 전 일본 동북지방 눈 내리는 설국雪國, 에치고유자와越後湯沢 온천에서 세계적인 면역학자 아보 도오루安保徹 교수와 세계적인 의학평론가 후나세 슌스케船瀬俊介 씨, 그리고 나와 셋이서 회동하여 신의학 운동에 관한 정담회를 가졌는데 그 내용이 책으로 정리되어 나왔다.

이 책은 일본에서 출간되자마자 매진이 되고 바로 증쇄를 하였다고 하니 반향이 꽤 좋았던 것 같다.

나는 한국에서 자연식 운동을 오랫동안 해왔지만 전문가라기보다는 바른 먹거리를 권장하는 재야의 풀뿌리 민초의 조언자일 뿐인데, 두 분은 요즘 일본에서 한창 뜨고 있는 신의학 운동의 당대 영웅이 된 분들이다.

아보 교수의 저서 《면역혁명》, 《아보 도오루 체온면역력》, 《사람이 병에 걸리는 단 2가지 원인》, 《암을 이기는 면역요법》 등과 후나세 씨의 《항암제로 살해당하다》전3권 시리즈, 《약, 먹으면 안 된다》, 《우리가 몰랐던 암 자연치유 10가지 비밀》 등 이분들이 쓴 책마다 베스트셀러가 되어 큰 화제가 되고 있는데, 《항암제로 살해당하다》 시리즈의 한국어판 감수를 내가 한 것이 인연이 되어 앞의 대담의 동반자가 된 것이다.

나는 해방 전후의 민족수난사의 격동기에 대단한 일을 한 것도 아니고 자랑거리도 아니지만 국사범으로 몰려 오랫동안 옥중생활을 하면서 자유를 갈구했다. 처절한 체험 속에서 터득한 해방의 원리가 한민족 전래의 고대의술인 부항의 원리와 일치함을 발견하였고 그러한 자연건강법의 원리에 입각해서 '암 자연퇴축 100일 필승수련코스'를 창안하기에 이르렀다.

그러한 고대의술이 국내에서보다 일본에서 더 많은 관심과 호응을 얻었으며 자신을 갖게 되어 국제적 연대의 풀뿌리 자연건강 운동을 전개하는 계기가 된 것이다.

나는 정담회 자리에서 앞으로 '신의학 선언 세계 현인 1,000인 회의'를 창설할 것을 제안하였다. 그 취지가 좋다 하여 찬성을 얻어 발족하기로 하고 그 준비작업을 같이 협력하기로 약속하였다.

기준성

암의 3대 요법이 치료를 막는다

"병원에서 '더 이상 해드릴 것이 없으니 퇴원하십시오' 라는 말을 들었습니다."

어찌할 바를 몰라 하는 암환자의 말입니다.

저의 선배인 작가 S씨도 설암으로 항암제를 투여하고 나서 머리카락부터 눈썹까지 빠졌습니다. 그는 다섯 번이나 수술을 받아서 목에서 어깨까지는 살이 완전히 없었고, 반복되는 방사선 치료로 목 주변은 빨간 켈로이드keloid 상태가 되었습니다. 방사선 화상으로 내부의 기관과 식도까지 거의 막혀 있었습니다. 그래서 비닐관을 통해서 호흡하고, 유동식으로 생명을 유지했습니다.

반년 만에 만난 S씨는 마치 유령처럼 보였습니다. 60kg 이상이었던 체중은 30kg으로 떨어졌습니다. 가슴이 아파서 아무 말도 못하고 그냥 껴안았습니다. 손에 뼈가 만져졌습니다. 그는 저의 귀에 입을 대고 작은 소리로 이렇게 속삭였습니다. "속았어"라고.

그를 간호한 부인은 병원으로부터 이런 말을 들었습니다. "할 만큼 했으니, 이제 나가주십시오."

저는 그 광경을 상상하면 어지러워집니다. '병원에서 죽는다면 달갑지 않다'는 것입니다. 병원 측에서는 항암제, 방사선, 수술…… 할 수 있는 것은 모두 했으니, 이제 더 이상 할 것이 없다는 것입니다. "해야 할 일을 해서 이렇게 된 거냐?"라고 소리 지르고 싶어집니다.

자택으로 돌아온 뒤, S씨의 간호는 부인 혼자서 도맡아야 했습니다. 지름 3mm의 튜브를 통해서 유동식과 모르핀morphine을 투입해야 했습니다.

마지막으로 휠체어를 타고 그가 가장 가고 싶었던 곳으로 가족여행을 떠났습니다. 그것이 추억이 되었습니다. 그리고 그는 죽었습니다. "여러분, 즐거운 마음으로 마셔주시기 바랍니다"라는 유서와 함께 아와모리泡盛 : 오키나와 특산의 소주를 남기고 그는 세상을 떠났습니다.

제가 지금 암 치료에 대한 고발로 분주한 것은, S씨가 저의 귀에 속삭인 통한의 한마디 때문인지도 모릅니다.

현재 일본에는 약 130만 명의 암환자가 있다고 합니다. 그중 절반은 암 난민難民이 되어서 헤매고 있습니다. 병원 치료에 대한 불신과 불안 때문에 스스로 병원에서 뛰쳐나온 환자, 뭔가 의지할 곳을 찾아서 민간요법과 병원을 찾아다니는 불안에 가득한 얼굴, 혹은 S씨처럼 '암의 3대 요법'으로 심신이 모두 파괴되어 폐인이 되고 결국에는 버려지는 말기암 환자…….

저는 《항암제로 살해당하다》 시리즈를 집필하면서 암 치료를 추궁해왔습니다. 매년 약 32만 명이 죽는다는 암환자의 80%는, 실은 '암으로 죽는 것이 아니라 암 치료 때문에 죽는다'는 놀라운 사실을 알았습니다. 참으로 무서운 일입니다. 그런데 환자들은 아무것도 모르고 살기 위해서 병원이라는 '살육의 문'을 두드립니다.

무지의 슬픔, 무지의 공포. '이 사람들을 어떻게 해서라도 구해야 한다'고 생각하고 있을 때 아보 도오루安保徹 교수를 만났습니다. 그의 명저 《면역혁명》을 읽은 이후로 줄곧 존경해온 분입니다. 아보 교수와 이야기를 나누면서 그의 따뜻한 인격에 마음이 매료되었습니다. 아보 교수의 넉넉한 따스함이 전국의 많은 사람들이 매료되는 이유임을 잘 알 수 있었습니다.

또 한 분, 한국의 기준성奇埈成 선생과의 만남도 잊을 수가 없습니다. 머리를 한 대 맞은 것 같은 충격을 받은 것은 그의 파란만장한 인생의 궤적입니다. 일본의 식민지배, 그리고 한국전쟁, 그 후의 군사정권……. 일찍이 바른 정의감으로 인해 모든 시대에 탄압을 받고 반발하고 투옥되었다가 총살 직전에 극적으로 살아남는 기적 같은 일을 겪기도 하였습니다.

그리고 기 선생께서는 '모든 것을 용서한다'는 경지에 이르렀고 '사람의 나빠진 건강을 고치는 일이야말로 나의 사명이다!'는 사실을 자각하고 나서 지금까지 수많은 암 환자와 난치병 환자를 돕고 계십니다.

고고하면서도 따뜻한 산봉우리와 같은 두 분의 대선배와 함께 정담을 나눌 기회를 가졌습니다. 세 사람의 마음은 같습니다. 한국과 일본 땅에서 고뇌하고 헤매고 있는 암환자를 한 사람이라도 더 많이 구하고 싶다는, 오로지 그 마음뿐입니다.

거듭 구하고 싶은 사람이 있습니다. 그것은 암 치료현장의 의사들과 간호사들입니다. 그리고 더 나아가 구하고 싶은 것은 '현대의료' 그 자체입니다.

지금 암 치료현장에서 고뇌하고 있는 사람은 고용 의사들과 간호사들입니다. 자신들은 거절하는 맹독의 항암제를 병원 경영 때문에 투여하지 않을 수가 없습니다. 또한 환자의 면역력免疫力을 죽인다는 것을 알아도 방사선 치료를 해야만 합니다. 환자만 지옥이 아니라 의사와 간호사도 지옥일 것입니다.

이런 처참한 상황을 하루라도 빨리 개선해야 합니다. 이 책이 의료현장의 빛이 될 것을 기대합니다.

후나세 슌스케

차례

1부
암 치유는 이제 당연한 사실

4부

암은 낫는다, 암은 치유될 수 있다

암 치유는
이제 당연한 사실

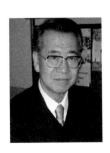

아보 도오루(安保徹)

의학박사, 니가타대학 대학원 면역학·의동물학 분야 교수.
저서로는《암을 이기는 면역요법》,《사람이 병에 걸리는 단 2가지 원
인》,《아보 도오루 체온면역력》,《우리가 몰랐던 면역혁명의 놀라운
비밀》외 다수.

원인을 모르는 채 치료한다

대증요법으로는 안 된다

암뿐만 아니라 다른 질병도 마찬가지입니다. 현대의학이나 현대의료가 많은 질병을 치유하지 못하는 이유는 병의 원인을 확실하게 알지 못하기 때문입니다.

이를테면 아이들에게 많은 아토피성 피부염, 시험 기간에 많이 발생하는 궤양성 대장염, 혹은 한참 일할 나이에 발생하는 고혈압이나 당뇨병 모두 원인을 모르는 채 치료하고 있습니다. 원인을 모르면 겉으로 나타난 병의 증상에 대응하여 처치를 하는 대증요법에만 의지하고 근본적 치료는 하지 못합니다.

이런 의료의 흐름은 암 치료에서도 마찬가지입니다. 암에 걸려서 병원에 가면 "당신의 암은 이런 원인 때문이라고 생각합니다" 내지는 "이래서 생겼습니다"라는 원인에 관한 이야기는 의사로부터 전혀 들을 수가 없습니다.

그래서 암의 3대 요법_{수술, 항암제, 방사선}도 결국은 다른 병 치료와 마찬가지로 대증요법을 합니다. 대증요법은 근본적 치료가 아니므로 정말 치유된다는 보장은 없습니다.

여러분은 여러 가지 병에 걸리고 다양한 약을 먹는데, 아무리 열심히 약을 먹어도 치유되는 것과는 상관이 없을 수도 있습니다. 오히려 약을 너무 많이 먹으면, 그 독 때문에 병이 더 악화될 수도 있습니다. 그러니 무엇보다 근본 원인을 찾아야 합니다. 그렇지 않으면 소용이 없습니다.

암의 원인

교감신경의 긴장이 문제다

암에는 '암 연령'이라는 것이 있습니다. 고혈압이나 당뇨병이 잘 발생하는 나이가 있는 것처럼, 암이 잘 발생하는 나이, 즉 '암 연령'이라는 것이 있습니다.

암은 40~50대의 한참 일할 나이에, 그것도 사회적 책임이 많은 그런 나이에 발생하는 일이 압도적으로 많습니다. 다시 말해 몸에 큰 부담이 생기면서 발생합니다.

이런 부담을 의학적으로는 '교감신경의 긴장상태 지속'이라고 표현할 수 있습니다. 여러분이 잘 알고 있는 자율신경에는 두 종류가 있습니다. 낮에 활동을 하기 위해서는

'교감신경'이, 휴식과 수면을 취하기 위해서는 '부교감신경'이 필요합니다.

이 두 자율신경의 상호작용으로 우리는 건강하게 일하고 휴식을 취하면서 삶의 균형을 잡고, 다시 활기차게 힘을 내고 하루의 피곤을 풀면서 살아갑니다.

암의 원인은 신체적, 정신적 스트레스로 인한 교감신경의 긴장상태 지속입니다. 여러분 주변에서 병을 얻은 사람 중에는 착실하고 무슨 일이나 열심히 하는 사람이 많을 것입니다.

가와다케 후미오川竹文夫, NPO법인 암환자학연구소 대표 씨와 데라야마 신이치오寺山心一翁, 초월의식연구소 대표 씨도 병에 걸리기 전에는 상당히 무리한 삶을 살았을 거라고 생각합니다. 사람은 무리한 일을 반복하다보면 교감신경이 긴장상태가 되고 어떤 시점에서 망가지게 됩니다.

망가지는 원인은 교감신경의 긴장이므로, 먼저 맥이 빨라지고 혈압이 상승하고 혈당치가 높아지는 상황이 발생합니다. 이러한 일들이 어느 정도일 때는 순환량을 늘리는, 즉 '무리한 삶'에 대한 저항으로 의미가 있습니다.

그러나 점점 더 심해지면 혈관 수축이 지속되어서 피의

흐름이 나빠집니다. 이렇게 되면 얼굴색이 나빠지고 피로가 쌓이면서 무리를 강요하는 삶이 지속되고, 그것이 결국 병이 됩니다. 암도 이런 과정의 전형입니다.

또 하나 무리한 삶의 종착점은 혈류장애에 따른 저체온과 더불어 백혈구의 과립구가 증가한다는 것입니다.

무리한 삶을 살다보면 힘든 일을 많이 하게 되므로 몸을 지키고 보호하는 세포가 더 많이 필요해져서 백혈구의 수가 점점 증가합니다. 백혈구가 증가한다는 것도, 교감신경 긴장과 마찬가지로 '순환량을 늘린다'는 점에서는 몸의 하나의 대응입니다. 그러나 지나쳤을 때는 해가 됩니다.

혈류장애가 있으면 저체온으로 얼굴색이 나빠집니다. 이에 비해 백혈구가 증가해서 생기는 해는, 세포를 처리하는 과립구가 증가한다는 양상을 가집니다.

백혈구에는 세포를 처리하는 힘이 센 '과립구'와 작은 이물질을 면역으로 처리하는 '임파구'가 있는데 이 두 개의 균형이 60% 대 40%의 비율로 몸을 지키고 있습니다.

과립구는 교감신경의 지배를 받고 그 수를 늘립니다. 면역을 높이거나 암세포를 공격하는 임파구는 부교감신경의 지배로 그 수가 늘어납니다.

앞에서 말한 바와 같이 착실한 사람이 힘들고 어려운 일을 무리해서 반복하다보면 혈류장애와 더불어 과립구 과잉이라는 면역 저하가 발생합니다.

이것은 우리가 약 10년 전에 발견했습니다. '백혈구의 자율신경 지배'라는 법칙인데, 세균을 처리하기 위한 소중한 과립구일지라도 일단 그 한도를 초월해서 증가하면 우리에게 해를 미치게 된다는 것입니다.

과립구는 골수에서 만들어져서 말초혈액으로 나오는데, 상재세균이 살고 있는 장의 점막이나 피부의 모근세포 주변에서 그 일생을 마칩니다. 그런데 이 흐름이 대단히 세지면 상재세균과 반응해서 염증을 일으키는 활성산소로, 상피나 분비선 세포를 파괴하는 일이 생깁니다.

암 발생까지의 과정

무리하는 것이 원인이다

우리가 일상에서 쉬지 않고 바쁘게 살다가 과립구의 해를 보게 되는 대표적인 예가 치주염과 치질입니다.

잇몸의 색이 나쁘고 이와 이 사이가 벌어져서 흔들리는 치주염은 열심히 일하는 샐러리맨의 병입니다. 그리고 치질은 화를 잘 내는 사람의 병입니다. 화를 잘 내는 사람은 분명 치질이 있을 것입니다.

'화를 낸다'는 것도 교감신경 긴장인데, 과립구가 증가해서 엉덩이가 불편해지고 많이 악화하면 곪습니다. 그것이 여러 곳에서 발생해서 위궤양이나 궤양성 대장염, 혹은 크론병소화관의 어느 부위에서나 발생하는 만성적 염증성 질병 등의 병을 만듭니다. 이런 일이 오랫동안 계속되었을 때나 심한 무리를 했을 때는 반년, 혹은 1년 만에 발병하는데 결국에는 암 발생으로 이어집니다.

우리 장腸의 상피나 그것에 따라 있는 분비선 세포는 항상 재생하고, 다소 망가져도 회복하는 힘을 가지고 있습니다. 그러나 대단히 열심히 사는 사람이나 항상 화를 내는 사람, 혹은 여성에게 암 발생이 많습니다. 늘 고민을 가지고 고뇌하거나 마음을 억압하는 사람은 교감신경의 긴장을 초래합니다.

우리는 불안해지면 심장이 두근거리고 혈압도 180 정도까지 올라갑니다. 직장일이 바쁘고 상사와의 관계가 좋지 않다는 정신적, 육체적 무리가 있을 때도 과립구가 증가해서 혈류장애와 더불어 점막과 상피를 파괴합니다. 분비선을 파괴하는 것입니다.

여러분도 아는 바와 같이, 암이 발생하는 부위는 재생상피 혹은 재생분비선입니다. 그래서 상피암종, 선암종 등의 모습으로 나타납니다. 따라서 무리해서 힘들게 일하는 신체 부위가 바로 암 발생의 근원지입니다.

간혹 무리하지 않아도 암이 발생하는 경우가 있습니다. 상당히 센 알코올을 좋아하는 사람이, 이를테면 소주나 위스키를 마구 마시는 것도 세포를 파괴합니다. 이것은 식도암 등의 발병 원인이 됩니다. 그러나 역시 삶의 무리가 점막을 파괴하는 것이 일상적 암 발생의 원인입니다.

암에 잘 걸리는 사람

막상 암이 발생하면 지금의 의학은 '유전자 이상'이라는 생각을 가집니다. 실제로 암과 관계되는 '온코진^{oncogene}'이라는 발암유전자도 발견되었습니다.

발암유전자의 연구가 진행되자, 발암유전자의 전구체인 원발암 유전자는 정상세포가 증식할 때 사용하는 증식 관련 유전자라는 사실을 알았습니다. 이 증식 관련 유전자는 상피를 재생하고 부속 분비선을 재생할 때 쓰는 유전자인데, 너무 많이 사용하면 상부에 있는 억제유전자가 기능하지 않아서 암이 발생하게 됩니다.

다시 말해서 우리 몸에는 항상 암 유전자가 준비되어 있는 것이 아니라 욕심이 과한 과혹한 삶을 살 때 증식 관련 유전자가 조정장애를 일으키는 것입니다. 이것이 암 유전자가 된다는 생각이 필요합니다.

그렇다면 무리하게 산다는 것에는 어떤 특징이 있을까요. 특히 육체적으로 힘든 사람이라고 하면 장시간 노동과 철야 노동을 하는 사람들을 떠올립니다.

본래 밤의 시간은 부교감신경이 작용해서 긴장이 풀리고, 혈압도 혈당치도 내려가서 편안한 시간입니다. 그래서 이른 아침부터 일을 하는 것도 아니고 무리도 하지 않는 여성이 유방암이나 자궁암에 걸리는 이유는 밤을 새는 일이 있기 때문입니다. 밤을 샌다는 것은 엄청난 스트레스입니다.

그래서 우리는 낮에 일을 열심히 하면 할수록 휴식이 필요합니다. 그것을 무시하고 장시간 노동을 계속하거나 밤에 모두가 잠든 다음 일을 하는 것은 교감신경의 긴장상태를 초래합니다.

현재 일본 사회를 보면, 삶 그 자체는 편안합니다. 하지만 인간관계가 각박해져서 조금 마음이 맞지 않는 사람과는 싸움을 하기도 합니다. 이른바 인간관계로 힘들어하는 일이 많아졌습니다. 직장에서 힘들고, 배우자와도 서로 마음이 맞지 않아서 힘들고, 혹은 시부모와 잘 맞지 않는 등 어려운 인간관계로 고뇌하는 가운데 교감신경 긴장상태가 되는 사람도 있습니다.

교감신경 긴장의 또 다른 원인으로 '냉기冷氣'가 있습니다. 옛날에는 찬바람이 스며드는 집, 이불 속은 따뜻해도 콧등은 시린 방, 이런 것들이 교감신경을 상당한 긴장상태로 만들었습니다. 또 옛날에는 중노동 다음으로 겨울의 추위 때문에 몸이 상하고, 심근경색이나 뇌졸중이라는 과정을 통해서 암이 되는 사람도 많았습니다.

그런데 지금은 여름의 냉방이 문제입니다. 이것 때문에 교감신경이 긴장됩니다. 특히 여성의 경우는 유방이 돌출되어 있어서, 몸이 차가워지면 가장 먼저 유방의 '냉기'가 문제가 됩니다. 그래서 냉방과 유방암이라는 형태로 발병하는 사람이 많습니다. '냉기'와 심리적 무리, 몸의 무리가 더해져서 암이 발생하는 사람도 많습니다.

남성의 암 발생은 역시 열심히 일하는 사람들에게서 많이 생깁니다. 열심히 일하는 사람들의 삶을 살펴보면 여러 모양으로 일그러져 있습니다.

먼저 우리가 음식을 먹는다는 것은 긴장을 풀어주는 부

교감신경의 영역에서 이루어지므로 소화 활동도 부교감신경의 지배를 받습니다. 그런데 무리하는 삶을 사는 사람들은 이런 시간을 가능한 적게 하는 경향이 있어서 식사 시간이 짧아집니다.

수저를 들었는가 하면 어느새 벌써 점심을 끝내는 사람이 있습니다. 대단히 무리한 삶을 살고 있는 사람은 먹는 것도 빠릅니다. 그렇게 하면 어떤 일이 생기는 것일까요. 짧은 시간에 힘을 내는 에너지를 확보해야 하기 때문에, 야채나 에너지에 도움이 되지 않는 음식은 피합니다.

음식을 장식한 이파리 하나도 골라내고 먹지 않습니다. 만족감이 풍부한 지방질이 많은 고기 혹은 기름으로 튀긴 것, 불고기나 돈가스 같은 것들을 좋아합니다. 이렇게 만족되는 먹을거리로 배를 채우고 늦게 귀가해서는 바로 잠을 자는, 이런 방식의 생활을 하는 사람이 많습니다.

현미와 채식은 이와 반대되는 흐름입니다. 현미는 딱딱해서 잘 씹어야 소화를 시킬 수 있습니다. 야채의 식이섬유는 대부분 '불투과 다당'이라 소화기관에서 거의 소화·흡수되지 않고 부드럽게 장을 자극해 소화와 배변을 촉진합니다.

그러면 어떤 일이 생기는 것일까요. 흥분상태에서 부교 감신경 우위의 이완된 몸상태가 됩니다. 실제로 온화한 생활을 하고 있는 사람은 야채를 좋아하고 오곡미가 든 밥을 좋아합니다. 그리고 식사시간이 깁니다. 즉, 이완하는 일에 시간을 쓰는 것입니다. 여유롭게 사는 사람은 30분이 지나도 50분이 지나도 수저를 놓지 않습니다.

부담이 있는 곳에
암이 발생한다

우리의 생활은 모두 자율신경 수준에서 고정되어 있습니다. 그렇기 때문에 무리한 삶이 원인이 되어서 암이 발생할 때 어떻게 그 부위가 결정되는가 하면, 역시 가장 부담이 많은 곳에서 암이 발생합니다.

일본 프로야구의 오 사다하루王貞治 감독처럼 일본의 기대를 온몸으로 받으면서 세계 경기에 출전하면 위에 바로 부담이 옵니다. 실제로 우리도 걱정거리가 있으면 위가 나빠집니다. 이것은 혈류장애와 과립구 증가에 따른 점막 파괴가 일어나기 때문입니다. 그러므로 위암의 배경에는 엄청난 무리와 동시에 심리적 스트레스가 있습니다.

폐암은 역시 '가슴이 막힌다'는 느낌입니다. 우리는 힘든 일이 있으면 등을 구부려서 흉곽을 압박하는 자세를 취합니다. 그래서 가슴이 막힙니다. 이때 폐에 혈류장애가 집중적으로 일어나서 조직이 파괴되고 폐암이 됩니다. 집필 등을 열심히 하는 사람도 등을 동그랗게 구부려서 폐암이 되는 경우가 있습니다.

대장암은 주로 교감신경 긴장이 원인입니다. 교감신경이 긴장하면 소화관 활동을 억제하기 때문에 변비가 되고 부패합니다. 그리고 점막을 파괴하는 니트로소아민이라는 물질을 분비해서 대장을 파괴하고 마침내 대장암이 됩니다.

유방암의 경우는 냉기 때문입니다. 고민거리가 생겼을 때 몸이 차가워져서 생깁니다. 전립선암의 경우는 무리해서 생기는 경우도 있지만, 반대로 편해서 생기는 사람도 간혹 있습니다.

몸을 너무 움직이지 않아도 혈류장애가 일어납니다. 이를테면 사장이 회전의자에 앉아서 "신문을 가지고 와라", "커피를 가지고 와라" 명령만 하고 조금도 움직이지 않는다면 그 사람은 허리를 움직일 기회가 전혀 없습니다. 그러면서 맛난 음식만을 먹기 때문에 허리에 살이 붙고 더욱 혈류장애가 일어납니다. 이렇게 너무 편해서 생기는 혈류장애는 전립선 비대나 전립선암이 되는 일이 많습니다.

이와 같이 암은 우리 몸에서 가장 부담을 많이 받는 부위에서 발생합니다.

암을 치유하는
네 가지 방법

저는 '암을 치유하는 네 가지 방법'을 주장하고 있습니다. 기본적으로 무리한 삶이나 고뇌하는 삶에서 벗어난다면 과립구를 줄이고 임파구를 증가시켜서 암을 치유할 수 있습니다.

첫째는 '생활 패턴을 바꾸자'입니다.

살아가는 방식을 바꾸지 않고 암을 치유하고자 하는 것은 무리한 이야기입니다. 특별히 착실하고 열심히 사는 사람은, 암이 된 다음에도 열심히 노력하는 경향이 있습니다. 암에 걸린 사람의 수기나 책을 읽으면 그러한 예가 많이 나옵니다.

예를 들면 에몬 유우코繪門裕子 씨는 암이 된 뒤에도 참으로 열심히 살고 있습니다. 원래 노력하는 사람인데, 암이 된 다음에는 암의 고통을 독자들에게 전하고자 매일 밤 2~3시까지 집필 활동을 계속하고 있습니다. 그것은 역시 교감신경 긴장상태입니다. 그 책에 남편의 말이 실려 있는데 "암으로 죽기보다 과로사로 죽는 확률이 더 높겠다"고 할 정도로 끊임없이 노력하는 모습을 보입니다.

열심히 노력한다는 것은 큰일을 한다는 차원에서는 중요합니다. 그러나 그보다 먼저 자신의 몸을 되돌아보고 지켜야 합니다. 특히 암에 걸리지 않은 사람은 몸을 잘 지켜야 하고, 암에 걸린 사람도 이것을 계기로 몸을 잘 돌보는 흐름을 탄다면 암의 자연치유가 가능해집니다.

두 번째는 '암의 공포에서 벗어난다'는 것입니다.

마구 헤매다가 치유되었다는 사람은 그다지 없습니다. 앞에서 언급한 초월의식연구소의 데라야마 씨도 "어떻게 저렇게 웃고 있을 수 있을까" 하고 놀랄 정도로 공포나 두려움과는 인연이 없는 세계에서 살고 있습니다. 역시 모두 그렇게 해서 치유됩니다. 헤매고 두려워하면서 자율신경 수준을 교감신경에서 부교감신경으로 바꾸는 일은 무리입니다.

"그런 병에 걸렸는데도 공포나 두려움 등으로 헤매지 않는 것이 가능합니까?"라고 그에게 질문했더니, 아니나 다를까 역시 생각하는 방식을 바꾸었기 때문이라고 대답했습니다.

감사하다는 마음을 가지게 되었다는 사람이 많습니다. 그래서 암을 나쁜 놈으로 보지 않고, 오히려 "나 자신이 무리했으니 미안하다"라고 사과하거나, "살아가는 방식을 바꾸는 계기가 되어주어서 감사하다"라는 마음을 가집니다. 더 좋은 것은 "어렵게 나타났으니 2~3년만 같이 사이좋게 지내자(웃음)"라는 정도의 심경이 되면 조바심은 없어집니다.

인간은 38억 년에 걸쳐서 진화한 존재이므로, 암도 우리에게 뭔가 필요한 것이라서 나타났다고 생각할 수 있습니다. 단지 지금 모를 뿐이지요.

암세포는 보기에 대단히 지저분하고 더러운 느낌이라 히로사키弘前 대학병원의 사토佐藤 선생은 "노폐물이나 몸의 고통을 도맡아서 지키는 세계"라는 표현을 써서 영어 논문으로 발표했습니다. 그렇기 때문에 함부로 잘라 내거나 작게 만드는 것은 실례라고도 말했습니다(웃음).

세 번째는 '힘들고 체력을 소모하는 현대의학의 잘못된 치료는 받지 않는다'는 것입니다.

시험 삼아 받아보기는 하지만 힘들면 그만두어야 합니다. 왜냐하면 몸에 나쁜 짓을 하고, 치유되는 병이란 없기 때문입니다. 머리카락이 빠지고 식사를 하지 못하는데 '좋은 방향으로 가고 있다'고 생각하는 것은, 저는 어떤 의미에서 '감感이 나쁘다'고 생각합니다.

그래서 암환자학연구소의 가와다케 씨는 "감이 나쁜 환자와 감이 나쁜 의사의 묘한 관계가 형성되고 있다"고 말합니다. 역시 몸에 나쁜 짓을 해서 병을 고치려고 하는 것은 이제는 그만 두는 것이 좋다고 생각합니다.

그래도 정말 앞이 보이지 않는다면, 시험 삼아 해보는 것도 좋습니다. 인간이란 아파 봐야지 깨닫는 일도 있습니다(웃음).

냉정하게 암 치료가 면역계에 어느 정도 불리한가를 연구한 '마가라의 법칙'이라는 것이 있습니다. 이것을 보면 면역계에, 혹은 살아가는 힘에 가장 해가 되는 것은 방사선입니다. 그 다음은 항암제입니다.

그런데 왜 시험 삼아 해보는 것도 좋다는 농담 같은 말을 했는가 하면, 의외로 몸에 나쁜 것도 짧은 기간이면 긍정적인 작용을 하는 경우가 있기 때문입니다.

이를테면 여러분도 아는 바와 같이 동양의학에서 이용하고 있는 치료법은 한약과 뜸과 침입니다. 한약은 쓰고 검어서 마치 독처럼 보입니다. 작은 독입니다. 침도 찌르면 아픕니다. 뜸도 피부 위에 불을 피우는 것이니 정말 싫습니다.

그런데 싫은 것을 조금 받아들이면 우리는 몸을 지키기 위해서 혈류를 증가시키고 변비를 해소하는 '부교감 반사'가 일어납니다. 그래서 멋모르고 항암제를 맞거나 방사선을 맞다가 도중에 그만둔 사람 중에는 그 자극으로 상당히 좋아진 사람도 있습니다.

그러니 잘못해서 받은 사람도 너무 실망할 일은 아닙니다. 다만, 무조건 열심히 마지막까지 지속하지 않도록 하자는 것입니다.

네 번째는 '부교감신경을 우세하게 하여 면역력을 높인다'는 것입니다. 이에 대해서는 다음에서 자세히 설명하겠습니다.

임파구를 증가시켜
면역력을 높인다

부교감신경이 우위의 상태일 때 임파구가 증가하고 면역력이 높아집니다. 따라서 교감신경 긴장상태에서 벗어나 부교감신경을 우세하게 하는 것이 암을 치유하는 네번째 방법에 해당합니다.

임파구가 좀처럼 증가하지 않는 사람도 있습니다. 특히 마른 사람은 좀처럼 임파구가 증가하지 않습니다. 이럴 경우 소수의 임파구로 기능해야만 합니다. 그래서 몸을 따뜻하게 하는 것입니다.

실은 1960년에서 1965년에 걸쳐서, 감염증을 일으켜서 열이 나니 암이 사라졌다는 연구보고가 있었습니다. 1960년이라면 전쟁이 끝나고 조금은 안정을 찾기 시작할 때입니다. 일본도 냉정하게 각종 연구를 할 수 있게 되는 시기인데, 그 실험 초기에 "열이 나면 암은 자연히 없어진다"는 말이 있었습니다.

그 중심에 있었던 사람이 가나자와金澤 대학 암연구소의 오카모토 하지무岡本肇 소장입니다. 그는 용련균溶連菌 : '용혈성 연쇄 구균'을 줄여 이르는 말의 감염으로 커다란 종기가 생기거나, 면정面疔 : 얼굴에 나는 악성 부스럼이 생기면 암이 치유된다는 수십 개의 증례를 수집해서 학회에서 '열'은 암 치료에 대단히 중요하다고 보고했습니다.

그때는 아직 열과 임파구의 기능을 관련짓지 못했습니다. 지금 생각하니 임파구가 기능하는 조건은 역시 발열입니다. 감기에 걸리면 심한 열이 나는데, 감기 바이러스와 싸우는 임파구가 기능하기 가장 좋은 조건을 만들기 위해서 우리 몸은 열을 내는 것입니다.

그러므로 암을 자연퇴치하려면 몸을 따뜻하게 해야 합니다. 지금은 전기담요, 목욕, 난로 등 편리한 것들을 이용할 수 있으니 무조건 몸을 따뜻하게 합시다.

1960년대의 연구성과는 지금도 남아있습니다. 용련균 제제를 무독화해서 투여하면 열이 납니다. 이것을 '피시바

닐picibanil'이라고 하며 지금도 이용하고 있습니다. 그 과정에서 생긴 것이 결핵균 제제입니다.

이런 성과의 주인공은 오사카大阪 대학의 야마무라 유이치山村雄— 교수와 일본의과대학의 '마루야마 백신'으로 유명한 마루야마 치사토丸山千里 박사입니다.

그런데 이런 물질도 40년 정도 지나니, 요즘 현장의 선생들은 '발열'을 위한 것이라는 사실을 잊고, 열이 난다고 하면 해열제와 함께 사용하고 있는 것 같습니다. 이렇듯 몇 년이 지나면 처음의 목적은 잊혀지고, 단순히 항암제의 하나로 막연하게 쓰입니다.

임파구를 증가시키는 조건, 즉 부교감신경을 우위로 하기 위해서는 음식이 중요합니다. 쉽게 말해서 얼마나 소화관을 길게 기능시키는가, 변의 양을 늘려서 부패한 냄새가 나지 않는 변을 만드는가가 중요합니다.

그러기 위해서는 역시 '현미와 채식'이 좋습니다. 그런데 현미의 겨에는 독도 함유되어 있어서 10명이나 20명 중 한 사람 정도는 구역질을 하고 설사를 해서 먹지 못하는 사람도 있습니다.

이런 사람은 쌀에 오곡미를 섞어서 먹거나, 한두 가지의 잡곡을 섞어서 먹습니다.

중요한 것은 식이섬유가 풍부한 음식을 먹는 것입니다. 야채, 버섯 등을 먹고 변의 양을 늘려야 합니다. 변의 양을 늘리는 식이섬유는 장내세균의 배지培地 : 배양액가 됩니다. 또한 그것으로 변의 양이 늘어나면 부패한 냄새가 없어집니다.

pH7이 중성이지만, 부패한 냄새가 없는 변은 pH6.5까지 내려갑니다. pH7.5에서 8까지 올라가면 냄새가 심해서 다음 사람이 화장실에 들어가기 어려울 정도로 고약하고 부패한 냄새가 납니다.

그러므로 식이섬유가 풍부한 음식을 섭취하여 장관의 운동이 활발해지도록 해야 합니다. 그러면 부교감신경이 우세한 컨디션이 됩니다. 이렇게 적극적으로 면역력을 높이고 암을 자연퇴축해야 합니다.

암 자연치유의 특징

암이 자연치유가 될 때 어떤 일이 일어날까요. 암이 죽으면 종양 표지자tumor marker가 올라갑니다. 종양 표지자는 암세포가 분비하는 항원의 일종으로, 암이 죽으면 종양 표지자가 상승할 수도 있습니다. 그러니 몸 상태가 좋을 때 종양 표지자가 올라가면 기뻐해야 합니다.

그리고 CT 같은 것으로 검사한 결과, 암의 크기가 갑자기 커져서 깜짝 놀라는 일이 있습니다. 그것은 암의 속이 괴사하고 치유되고 있는 것으로, 나가사키長崎의 다지마田嶋 선생이 그 증례를 보고했습니다. 암이 보기에는 커졌지만 그 안은 괴사하고 있는 것입니다. 섬유가 강할 때는 그대로 공동화해서 치유되고, 약할 때는 붓는 상태가 되는 것입니다.

그런데 종양 표지자가 올라가거나 암의 크기가 커지면 너무 심각하게 걱정을 합니다. 몸 상태가 양호함에도 불구하고 몸을 다치게 하는 치료를 다시 끌어들이는 사람들도 많습니다. 암 자연퇴축의 신호로 볼 수 있으므로 주의를 해야 합니다.

교토연구소의 후쿠다福田 선생은 암이 전이한 다음 좋은 결과가 나온다는 증례를 많이 가지고 있습니다. 임파구가 활약하기 시작하면 암이 처음에 생긴 장소인 원발 부위의 암이 비명을 지르며 흩어집니다. 그리고 흩어진 다음 바로 사라집니다. 의외로 폐전이, 간전이, 골수전이를 한 다음 사라지는 일이 있습니다. 그러니 전이에 너무 민감해질 필요가 없습니다.

또 하나, 암이 치유되기 전에 일어나는 일이 있습니다. 어느 선까지는 밖에서 열을 가해서 체온을 올리는데, 어느 정도 진행이 되면 자신의 힘으로 체온을 올리는 반응을 일으키는 사람이 상당수 있습니다. 이것을 '종양열' 혹은 '방종양증후군'이라고 합니다. 실은 이때 임파구가 최고의 기능을 합니다.

단 이때 주의해야 할 점이 있습니다. 열은 부교감신경 우위의 극한에서 일어나기 때문에 열이 나면 상당히 나른 해집니다. 그리고 통증도 있습니다. 몸도 나른하고 통증도 있으므로 다시 나빠졌다고 생각하고, 몸에 좋은 일을 해온 사람도 다시 서둘러서 항암제에 빠집니다. 발열도 긍정적 인 작용을 한다는 것을 알아둘 필요가 있습니다.

시대에 따라서 바뀌는 치유

예로부터 자연치유가 된 증례가 있기는 하지만, 지금이야말로 자연치유의 시대가 도래했습니다. 병이란 시대에 따라서 바뀝니다.

예전에는 감염증이 많았습니다. 맹장이나 폐렴을 많이 일으켰습니다. 아이들은 부비강염 때문에 누런 콧물을 흘리고, 귓속에서 고름이 나오는 귓병인 귀젖 등 화농성 병이 많았습니다.

그 이유는 이른바 과립구의 과잉반응 때문입니다. 옛날에는 중노동과 추위, 영양부족으로 항상 교감신경이 긴장된 상태였습니다. 그러면 과립구가 증가해서 상재균과 반응하고 바로 화농성 염증을 일으킵니다.

일상적으로 누런 콧물을 흘리는 독특한 병이 있었으나, 지금은 그런 감염증으로 고생하는 사람이 대단히 적습니다. 누런 콧물을 흘리는 아이를 발견하면 알려주기 바랄 정도로 없습니다. 최근 30년 동안 본 적이 없습니다.

이 정도로 시대에 따라 우리 인체의 자율신경의 수준도 달라졌습니다. 어렵고 힘든 시대에서 지금은 편안한 시대가 되었습니다. 지금의 아이들은 과거와 달리 임파구 과잉의 알레르기병으로 고생을 합니다. 지금 도시의 초등학교에서는 3명 중 한 사람이 아토피성 피부염, 기관지 천식, 알레르기 비염으로 고생을 하고 있습니다. 모두 임파구가 너무 증가하여 과민반응하게 되어 발생하는 것입니다.

감기에 걸려서 고열을 내는 아이도 많습니다. 이것도 임파구 과잉입니다. 보통이라면 38℃, 39℃ 정도의 열을 냅니다만, 임파구 과잉이면 엄청난 고열이 됩니다. 이런 아이의 목을 보면 임파구의 조직인 편도가 부어서 터질 것 같습니다.

암에서 벗어나는 시대

시대에 따라서 병은 바뀝니다. 과거 어렵고 힘들었던 혹독한 시대에서 지금은 편안한 시대가 되었습니다. 그래서 암 치유법도 완전히 달라졌습니다.

옛날에는 일을 많이 해야 하는, 특히 농사를 지어서 생계를 일구는 사람이 많았습니다. 모내기를 하고, 김을 매고…… 그래서 노인들은 모두 허리가 90°로 굽어있을 정도로 힘든 삶을 사는 사람이 많았습니다.

그렇기 때문에 막상 암에 걸렸을 때는 몸은 더 이상의 여력이 없는 경우가 많았습니다. 실제로 1950년대, 1960년대에 암 검진이 시작되었는데, 발견되면 바로 죽는 일이 많았습니다.

지금 국립암센터나 대학병원에서 종양을 담당하는 의사는, 이런 옛날의 혹독한 시대의 암 이미지를 아직도 가지고 있습니다. 물론 지금도 경쟁사회이므로 야근 등 중노동을 하고, 인간관계의 스트레스가 있습니다. 온화한 삶을 사는 사람은 스트레스가 없는 대신, 그만큼 과민해서 작은 일에도 상처를 받는 약점이 있습니다.

　　그러나 지금의 시대는 교감신경 긴장으로 인해 암이 발생해도 그것으로부터 벗어나기 쉬운 시대입니다.

　　맛있는 현미도, 야채도, 해초도 슈퍼마켓에 가면 얼마든지 살 수 있는 시대입니다. 과일이나 나물도 계절에 상관없이 항상 구할 수 있습니다.

　　몸에 좋은 일을 할 수 있는 조건은 충분합니다. 게다가 집은 따뜻합니다. 욕조에서 몸을 따뜻하게 데울 수도 있습니다. 옛날에는 욕조가 있는 집이 거의 없었습니다. 제가 자란 고향에는 50집 중 한 집 정도 욕조가 있었습니다.

　　어려웠던 과거와 달리 지금은 하고자 한다면 몸을 위하는 일을 쉽게 할 수 있는 시대입니다. 시대는 바뀌었습니다. 그런데 암환자도, 종양을 담당하는 암 전문의사도, 이런 기본적인 사실을 이해하지 않고 과거의 기억만으로

'암은 무서운 병'이라고 말합니다.

실제로 암환자학연구소의 가와다케 씨를 중심으로 한 암환자 모임, 나고야名古屋의 나카야마中山 씨를 중심으로 한 암환자 모임이 있는데, 나카야마 씨는 "암 같은 흔한 것으로는 죽지 않는다"라고 자신있게 말할 정도입니다.

암은 몸에 좋은 일을 하면 진행도 멈추고, 커지지도 않습니다. 편안한 마음으로 기다리기만 하면 자연치유가 되는 것이, 이제는 일상적으로 가능한 시대입니다. 그것을 이해해야만 합니다.

대개 잘못된 치료에 빠진 사람은 자신의 삶을 타인에게 맡깁니다. 남의 말을 듣고 무조건 "Yes"만 외쳐온 사람은 의사로부터 항암제 이야기를 듣고도 바로 "Yes"라고 답하고 무엇이든 시키는 대로 합니다.

특히, 연예계의 유명인은 남들의 눈을 의식합니다. 그래서 항암제를 많이 쓰는 유명한 암센터의 유혹을 받게 되고, 자존심이 있어서 좀처럼 도망가지도 못하므로 빨리 죽습니다.

우리는 초월의식연구소의 데라야마 씨가 말한 대로, 감성感性을 기능시키는 일이 중요합니다. 병에 걸린 자신의 삶을 치유하기 위해서는 몸을 위하고 야생의 동물처럼 감을 되살려서 스스로 생각해야 합니다.

몸에 좋은 일을 한다고 하지만, 미묘하게 맞고 맞지 않는 것이 있습니다. 현미 하나를 봐도 정말 먹지 못하는 사람이 있습니다. 그러니 영양보조식품도 어떤 사람은 구세주인 양 칭찬하고, 어떤 사람에게는 전혀 효과가 없습니다.

따라서 스스로 체험하고 자신의 감을 살려야 합니다. 마지막으로 가장 힘이 되는 것은 암으로부터 벗어난 사람, 치유된 사람을 만나서 건강한 목소리를 듣는 일입니다. 그것이 도움이 됩니다.

암뿐만 아니라 다른 어떤 질병도 아무런 이유 없이 발병하는 일은 없습니다. 그러므로 '이래서 암이 되었다'는 사실을 안다면 살아가는 방식을 바꾸는 힘도, 보살피는 힘도 생기게 됩니다.

100년 후나 200년 후에 "수백 년 전에는 암 치료를 할 때 항암제를 사용한 적이 있었다"는 말을 하는 그런 일이 생겼으면 좋겠다고 생각합니다.

2부
자연치유력의 활성
– 한국의 자연요법

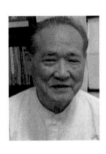

기준성(奇埈成)

한국의 자연요법 권위자, 한국자연식협회 회장, 자연식동호회 회장.
저서로는 《우리가 몰랐던 면역혁명의 놀라운 비밀》, 《우리가 몰랐던
동의부항의 놀라운 기적》, 《암혁명 드디어 암의 원인이 밝혀졌다》,
《암 자연건강법 암도 낫는다》, 《우리가 몰랐던 암 치료하는 면역 습
관》 외 다수.

역사의 큰 흐름에 휘말리다

저는 동양 전래의 자연건강법에 대해서 말하고자 합니다. 우선 자연건강법을 이야기하기 전에 역사에 대한 저의 견해, 혹은 문명에 대한 저의 생각이라는 것을 조금 이야기하고자 합니다.

저는 젊은 시절 사회개혁을 위해서 신명을 바치면서 파란만장한 삶을 살아왔습니다.

제가 어렸을 때는 일본의 식민지 시대였는데, 17~18세 때부터 저는 일본인으로부터 '불령선인'이라는 이유로 많은 탄압을 받았습니다. 그 당시의 독립운동가는 모두 '불령선인'이라는 말을 들었습니다.

불령선인이란 일본 제국주의자들의 입장에서 '불온하고 불량한 조선 사람'이라는 뜻으로, 즉 자기네 말을 따르지 않는 조선 사람을 이르던 말입니다. 저는 조선의 독립운동이라는 거창한 일을 한 것이 아니라 단지 일본의 폭정을 반대하고 조선의 정신과 문화를 지키려고 했을 뿐인데, 이것 때문에 탄압을 받고 박해받았습니다.

그 당시에는 일본어를 사용해야만 했습니다. 조선 사람이 조선 말을 하면 비국민이라 하여 벌을 받고 불이익을 주는 혹독한 시대였습니다.

그런 암울한 시대에 어린 시절을 보냈습니다. 18세 때 독서회를 조직했다는 이유로 특고경찰에 끌려가서 6개월 정도 감옥살이를 했고 고문도 받았습니다. 그것을 시작으로 모두 합해서 10회 정도, 그것은 해방 후에도 이어졌는데 통산 11년 정도의 청춘을 감옥에서 보냈습니다.

식민지 시대의 일본, 그 다음의 이승만 정권, 그 다음의 박정희 군사독재정권 등 저는 그 당시의 위정자들로부터 박해를 받았습니다. 그 시절의 저는 불의와 타협을 하지 않는 성격으로 항상 나쁜 권력에 저항하고 사회개혁을 위해서 노력했습니다.

그 결과 항상 역사의 큰 흐름에 농락되면서 많은 희생을 감수해야 했습니다. 그러나 민중이 지향하는 사회개혁은 조금도 성공하지 못했습니다. 저에게 역사에 무엇을 기여했느냐고 묻는다면 아무것도 기여하지 못했다고 생각합니다.

　박정희 정권의 혁명재판소에서는 그들과 싸운 것도 아닌데 소급법을 적용해서 국가반역죄로 사형이 구형되었고 그 결과 15년의 금고형을 받았습니다. 결국 7년간 독방에서 감옥생활을 하고 1968년에 출소했습니다.

　이러한 이유로 저는 항상 사회권위에 저항하면서 용서하지 못하고, 불의와 타협하지 못하는 성격을 오랫동안 지녔습니다.

극한 상황에서의 생명

자연건강법을 연구하기까지

사회개혁은 이루어지지 못했고, 저는 박해 속에서 희생이 계속되었습니다. 이런 반생을 살면서, 저는 생각하게 되었습니다. '역사와 사회는 나에게 무엇을 요구하고 있는 것일까?' 압제자와 정면에서 대립하는 동안 저 자신과 가족이 항상 학대를 받기만 했다는 사실을 생각했습니다.

저 자신이 권력의 피해자로서 '언젠가 응징하겠다'라는 마음에서 가해자를 미워했습니다. 생각을 바꿔보면 그들도 정신적인 피해자로서 입장이 역전되어서 복수를 하면 나도 역시 권력자와 마찬가지로 황폐한 심성의 인생이 될

뿐이라는 것을 깨달았습니다. 앞으로 제가 할 수 있는 일이 무엇인지 독방에서 생각하기 시작했습니다.

그러던 어느 날 밤, 어떤 소리가 들려서 마룻바닥 널빤지의 옹이구멍을 들여다봤더니 작은 생쥐가 있었습니다. 살아있는 생명을 만났다는 것이 매우 기뻤고 감동을 느꼈습니다.

그 후로는 쥐가 찾아오는 것을 기다리고 변변치 못한 감옥의 식사를 남겨서 나누어주었습니다. 쥐는 매일 밤 찾아왔습니다. 살아서 움직이는 그 작은 생명이 정말 눈부시듯 사랑스러웠습니다. 그 쥐를 바라보면서 "쥐야, 너는 자유의 몸이니 자손을 많이 늘리고 나의 억울한 사정을 세상에 알려다오"라고 제 심정을 토로하기도 했습니다.

또 어느 날은 새가 물어다 날랐는지 독방의 창가에 수박 씨의 싹이 텄습니다. 아무도 손을 대지 않았는데도 꽃을 피우고, 벌이 날아와 수분해서 열매를 맺는 드라마를 저는 언제까지나 바라보았습니다. 생명의 경외감을 느끼며, 모든 생명이 한 뿌리에 이어져 있다는 경이로움에서 깨달음을 얻었습니다. '생명이 있는 자는 생명의 연대 속에서만 살 수 있다'는 사실을 알았습니다.

독방이라는 극한적 환경에서 자신의 생명에 호응하는 다른 생명이 아무것도 없었기 때문에 저 자신이 살아있다는 것조차 확인할 수 없었다는 것을 쥐와 수박으로부터 배웠습니다.

비록 감옥 안이었지만, 그 후로는 '건강'에 대해서 공부해야겠다고 생각했습니다. 건강에 관한 문제는 누구에게나 통하는 것일 뿐만 아니라 누구에게나 필요한 것이라고 생각했습니다.

그래서 1968년을 마지막으로 긴 7년간의 감옥생활을 마치고 나왔을 때 '사회개혁보다도 먼저 나 자신을 개혁해야 한다'는 사실을 깨달았습니다. 저는 사회에 적응하면서 사회와 싸우기 전에 먼저 사회가 무엇을 필요로 하는가를 생각하고 건강법의 연구를 시작했습니다.

인간의 몸을 건강하게 개혁하는 방법을 찾아보니, 동양에는 오래 전부터 내려오는 양생법이 있었습니다. 우리에게는 과거의 전통으로부터 배우고 발전시켜야 하는 좋은 건강법이 있다는 것을 깨닫고, 그것을 토대로 자연의학을 연구하게 되었습니다.

역경(逆境)과 영성(靈性)

　저의 지난 과거의 체험을 인터뷰한 어느 여성작가가 저에게 이런 말을 했습니다.

　"선생님의 과거 반평생의 이야기를 들으면 두 가지의 선택밖에 없었다고 느껴집니다. 순교자가 되든가, 아니면 배교자가 되는 것이죠. 죽으면 순교자이고 살아남으면 자신의 의지를 버리는 배교자가 됩니다. 선생님의 이야기를 들으니 항상 타협하지 않았던 점으로는 순교자인 것 같은데 살아남았다는 점을 보면 순교자가 아닙니다. 그렇다고 해서 배교자라고도 할 수 없습니다. 제3의 좌표를 발견한 사람입니다.

　그것이 바로 자연건강법인데, 선생님께서는 그것을 가

지고 이 사회에 기여를 했으므로, 제3의 좌표를 발견한 사람이라고 할 수 있습니다. 이것은 인류의 장래에 시사하는 바가 큽니다. 누구나 목표로 하는 건강법 문제야말로 공해 속에서 침몰해가는 현대문명의 큰 숙제라고 할 수 있습니다."

저는 과거에 수차례 죽을 고비를 넘기었고, 또한 처형 직전에 기적적으로 살아남은 적도 네 번이나 있습니다. 정말 구사일생으로 어렵게 살아남았습니다.

그때마다 어떤 큰 수호령이 항상 저를 지켜주고 있다는 것을 느꼈습니다. 눈에는 보이지 않는 엄청난 큰 힘이 저를 지켜준 것입니다. 그런 역경 다음에는 그것을 계기로 새로운 인생이 열렸습니다.

저는 젊었을 때 무신론적 유물론자였습니다. 유물변증법은 역사를 바라보는, 또한 세계를 바라보는 척도입니다. 그 안경을 통해서 세계를 바라보면 모든 사물을 명쾌하게 해석할 수 있다는 유물론적 인식을 가지고 있었습니다.

그런데 앞에서 이야기한 바와 같이 저의 기구한 삶 속에서 보이지 않는 어떤 큰 힘이 언제나 작용하고 또한 지켜주고 있다는 사실을 느꼈습니다.

1953년 한국전쟁 당시 제가 기적적으로 고향에 돌아왔을 때 고향사람들은 이렇게 말했습니다.

"자네가 살아서 무사히 돌아올 수 있었던 것은 모두 자네 어머님 덕택이라네. 자네가 없는 동안 자네 어머님은 매일 밤, 비가 오나 눈이 오나 하루도 빠짐없이 목욕재계를 하고 부처님께 지성으로 천일기도를 드렸다네. 그 덕에 자네가 살아서 돌아올 수 있었던 것일세."

그 이야기를 듣고 '나를 생각하는 어머니의 정성이 더 큰 신불의 가호를 불러주었구나. 그래서 그러한 보이지 않는 힘이 나를 지켜주었구나'라고 생각했습니다.

저의 아버지도 젊었을 때 독립운동을 하였기 때문에 저는 일본의 폭정 속에서 자라서 어린 시절부터 일본을 대단히 미워했습니다. 마음에서부터 용서가 되지 않는 참을 수 없는 그런 적개심을 가지고 살아왔습니다.

그래서 일본에 대해서 항상 벽을 가지고 있었고, 저 자신의 마음속에도 벽이 있었습니다. 이렇게 벽이 단단히 자리하니 저는 일본을 정말 용서할 수가 없었습니다.

지금은 민주화니 뭐니 합니다만, 과거에 저와 함께 한 사람들 중 살아남은 사람은 별로 없습니다. 저와 같은 나이의 사람 중 저와 함께 한 사람은 열에 아홉이 모두 죽었습니다. 자연사가 아니라 전쟁 등으로 모두 비명의 죽음을 맞이했습니다.

저는 10명 중 살아남은 한 사람이 되었습니다. 이렇게 생각하니 일본 침략은 아직 끝나지 않았습니다. 그것이 지금도 이어지고 있다고 생각합니다.

민족분단이라는 문제, 그것도 모두 일본이 뿌린 씨앗 때문입니다. 저의 세대가 경험한 일들로 봐도, 일본을 절대로 용서할 수 없었습니다. 그러나 이러한 역경을 딛고 눈에 보이지 않는 위대한 영성의 힘을 깨닫게 된 것입니다.

박애(博愛)의 문명관

공생의 신문명

일본은 지금 경제력으로는 세계 초강대국이 되었습니다. 현대문명의 위기의 본질은 물질은 풍부해졌지만 정신이 열약해진 시대에 있다는 것에서부터 비롯된다고 생각합니다. 그래서 현대인은 옛날 사람에 비해서 영성이 열약합니다.

고대의 우월한 인격자와 같은 기개 높은 생사를 초월한 영성의 고양을 볼 수가 없습니다. 특히 일본은 지금 물질적으로는 세계에서 가장 부유하지만 영성은 가장 떨어진 시대에 있다고 저는 생각합니다.

한국과 일본은 같은 문화권이고 피를 나눈 형제입니다. 문화적인 면에서 보면 한국은 본가이고 일본은 한반도에서 건너간 도래인들이 세운 분가에 해당한다고 생각합니다. 그래서 자신의 뿌리를 무시하고 자신의 형제를 배반하는 그런 태도를 가진 일본을 절대로 용서할 수가 없다는 민족감정을 가지고 있었습니다.

그러나 저는 자신의 경험에서 커다란 섭리라는 것을 느끼기 시작했습니다. 눈에 보이지 않는 어떤 엄청나게 큰 섭리가 여기에도 작용하고 있다고 생각하기 시작했습니다. 일본이 한국을 침략한 것도 미래의 세계를 구축하기 위해서, 한민족의 혼을 연마하기 위해서 일어난 사건이라고 생각하기에 이르렀으며, 우리의 미래를 향하는 사명을 깨우치기 위해서 계획된 시나리오가 아니었는지 생각해 보게 되었습니다.

그래서 저는 과거의 일을 문제 삼기보다는 모두 미래를 향한 준비라고 생각하게 되었습니다. 불의와 타협하지 않고 항상 반항만 하는 그런 성격에서 지금은 모든 것을 이해하고 관용하는 입장이 되려고 합니다. 또한 전향적이고 긍정적 견해를 가지고, 나쁜 일에도 그만한 이유가 있지 않겠는가 하고 이해하고자 노력합니다.

　요즘 한국의 젊은이를 보면, 그들에게 아무것도 해주지 못하는 것이 견딜 수가 없습니다. 그래서 저는 어떻게 하면 마음을 개혁시킬 수 있는지 고심하고 있습니다. 앞으로 한국의 장래는 눈부시게 발전할 것으로 생각합니다. 그래서 저는 늘 이렇게 강조하고 있습니다. "한국인이라는 사실을 자랑스럽게 생각하고, 동양인이라는 사실에 긍지를 갖자"고 말입니다.

　또한 저는 신문 칼럼에서 이렇게 쓰고 있습니다. "동양인이라는 사실을 자랑스럽게 여겨라. 서양의 문명은 이제 침몰하고 있다. 백인이 지배한 문명의 존재양식은 지금 한계에 이르렀다. 이제부터 그것을 재건하는 것은 백인이 아니라 동양인이다. 동양인의 문명이 주도하는 시대, 즉 사람을 사랑하고 약육강식이 아닌 공생공조하는 그런 신문명의 시대가 열린다"고 말입니다.

마음과 몸의 밀접한 관계

몸을 개혁하는 일은 어느 정도 자신이 생각하는 대로 성공했다고 생각합니다. 한국의 많은 유명한 사람들이 저의 지도를 받고 건강을 되찾았습니다. 그래서 지금 어느 정도 건강 방면에서는 기여하고 있다는 인정을 받고 있습니다. 지금부터의 과제는 몸의 개혁 이상으로 마음의 개혁에 힘쓰는 것입니다.

사람은 마음을 개혁하지 않으면 몸의 건강은 물론, 세계 평화의 문제 등 여러 문제를 해결하지 못한다고 생각합니다. 이런 점에서 저는 여러분과 마찬가지로 뭔가 긍정적인 생각, 누군가를 사랑한다는 생각, 남에게 뭔가를 해준다는 생각을, 저도 실천하고 타인에게도 그렇게 시킬 수 있다면 지금부터의 새로운 세계는 멋질 것이라고 생각합니다.

현재 저의 주변에 간암과 폐암의 많은 환자들이 있습니다. 그 중에서 몇 명은 말기암 환자인데, 저의 지도로 치유되고 있습니다.

저는 의사가 아니기 때문에 의사가 하는 치료는 하지 않습니다만 조언을 합니다. 잘못된 생활습관을 바꾸고 음식을 먹는 방법 그리고 사고방식을 바꾸고 마음을 바꾸는 일을 저는 설명합니다.

난치병에 걸린 사람은 반드시 몸의 문제 이상으로 마음에 어떤 결점을 가지고 있습니다. 매사에 자기중심적이고 절제심이 없고 부정적이고 제멋대로입니다. 사람이 자신의 그런 마음을 통제할 수 없기 때문에 각종 난치병에 걸립니다. 특히 암에 걸리는 사람은 그런 사람이 많다고 생각합니다.

그래서 그런 사람의 마음을 바꾸게 하는 것입니다. 사고방식이 잘못되었기 때문에 그로 인해서 병이 되었으므로 이제부터는 남에게 좋은 일을 해야 합니다. 저는 "감사하는 마음으로 생활을 하고, 남을 용서하십시오"라고 말해줍니다. 그리고 생활을 바르게 하고, 자신의 피를 깨끗하게 하는 정혈요법을 가르쳐주면 기적적으로 점점 치유됩니다.

폐암 진단을 받은 큰 회사의 사장 두 분이 병원으로부터 버림을 받았는데, 현재 저의 방법으로 치유되고 있습니다.

저는 과거에 용서하지 못하는 과격한 감정의 성격이었지만, 생각을 바꿔 모든 사람을 용서하려고 노력했고 넓은 포용심을 갖게 되었습니다. 이전에는 뭔가 마음에 들지 않으면 바로 화를 냈습니다. 그러나 지금은 그런 성격에서 벗어나, 긍정적으로 남에게 뭔가 베푸는 것으로 자신을 돌이켜보려고 노력합니다. 지금 저는 스스로 실천하면서, 이런 것을 가르치고 있습니다.

남을 미워하는 것은 나 자신을 힘들게 할 뿐만 아니라 나 자신이 추해집니다. 일본을 미워하고 일본에 대해서 분개했을 때 저도 괴로웠습니다. 군사독재정권에 대해서도 그들이 민주주의를 부당하게 말살한 행위와 악행은 용서할 수 없지만, 그것을 단지 나쁘다고 미워만 하면 나 자신이 괴롭고 힘들었습니다.

질병은 스승이다

제가 지도하고 있는 자연건강법인 '부항'에 대해서 조금 이야기하겠습니다. 부항이라는 것은 옛날부터 일본에도 '스이다마'라 해서 있었던 것입니다.

저는 20세 전후에 천식과 늑막염에 걸려 몸이 상당히 망가졌습니다. 그때 저는 심한 편식을 했고, 또한 제멋대로 이고 방자해서 약도 잘 듣지 않았습니다. 항상 뭔가를 미워하는 마음이 있어서 위궤양, 관절염, 늑막염 등 여러 병에 걸렸습니다만 약을 먹어도 전혀 효과가 없었습니다.

그러던 중에 어떤 사람으로부터 부항으로 천식을 치료했다는 이야기를 들었습니다. 민간요법에 관심을 가지기 시작했던 저는 그것을 실천하여 스스로 몸을 고쳤습니다.

저는 '병은 바로 스승이다'라고 생각합니다. 병이란 마음의 일그러짐을 고치기 위해서 나타난 자연의 메시지입니다. 그래서 병이라는 것은 누구의 탓이 아니라 자신의 잘못이므로 자신이 책임을 지고 고쳐야 합니다.

이런 생각이 자연건강법의 생각입니다. 그러므로 병이 생기면 '자신의 생활방식과 식사방법이 잘못되었으므로 이런 것들을 고쳐야 한다'고 생각해야 합니다. '치료는 의사가 하는 것이니 의사가 병을 고쳐 줄 것이다'는 생각은 잘못된 것입니다.

'일병식재一病息災'라는 말이 있습니다. 하나의 병을 고치는 방법을 알면 많은 재앙을 예방한다는 뜻입니다. 병에 걸리면 그것을 계기로 뭔가를 배우게 되고, 자신이 불행해지면 그것을 계기로 뭔가를 반성하게 됩니다.

'고난으로 혼이 연마된다'는 생각은 인지학의 생각이기도 하고,《정식 건강법》의 저자 사쿠라자와 유키가츠櫻澤如一선생의 생각이기도 합니다. 사람은 자연과 일체가 되어야 비로소 그 생명을 완전하게 하는 것입니다.

너무나 물질적으로 사치스러운 생활을 하면 좋지 않습니다. 이를테면 큰 병원의 원장 아들이나 장관 아들, 혹은 재벌이나 부자 아들은 모두 인간으로서는 가장 중요한 부분인 영성과 감성, 도덕적 품성을 연마할 기회가 없어서 불행해질 확률이 높습니다. 자신을 연마할 기회를 가지지 못하기 때문입니다.

사람은 불우한 입장이나 그것을 극복하는 기회가 있어서, 그 사람이 인간으로 성장한다는 것을 저는 평생을 통해서 깨우쳤습니다. 그래서 저는 자연건강법 자체가 이런 입장에서 시작하는 것이라고 생각합니다.

지금까지 현대의학의 입장은 자연 질서와 인간을 구별했습니다. 병은 전문가가 치료한다고만 생각하고, 병에 걸린 것을 조금도 부끄러워하지 않는 것은 잘못된 일입니다. 병이 된 것은 자신의 책임이므로 병에 걸린 사람이 자신의 잘못이라고 생각해야 합니다. 뭔가 자신이 잘못했기 때문에 병이 되었다고 생각하고, 자신의 나쁜 점을 고치는 노력을 해야 합니다.

피가 깨끗한 사람은 병에 걸리지 않습니다. 얼굴을 보면 그 사람의 피가 지금 깨끗한지, 탁한지 바로 판단할 수 있습니다. 숙변이 많은 사람이나, 몸에 독소가 많은 사람은 피가 탁합니다. 그래서 얼굴도 맑지 않게 보이는 경우가 많습니다.

피를 깨끗하게 하는 첫 번째 방법은 마음의 문제라고 생각합니다. 감사하는 마음을 가지고 항상 사람을 사랑하는 태도를 가지는 사람은 피가 깨끗합니다.

그 다음은 식사방법입니다. 무엇을 먹는가에 따라 혈액의 맑고 깨끗함이 좌우됩니다. 고기를 먹거나, 가공식품을 먹거나, 부자연스러운 음식을 먹는 사람은 칼로리는 섭취했다고 해도 피는 더러워집니다.

그러므로 가능한 한 자연법칙에 따른 음식, 즉 '기氣'가 있는 음식을 먹도록 하는 것이 좋습니다. 땅에는 땅의 기가 있고, 바다에는 바다의 기가 있습니다. 칼로리만 충분히 있고 기가 없는 가공식품은 먹지 않도록 합니다. 설탕이나 통조림 같은 것은 모두 '기'가 없는 음식입니다.

또한 지금의 달걀은 무정란이 많습니다. 양계장 등에서 대량 생산되는 달걀은 거의 무정란입니다. 병아리가 깨어나지 않습니다. 무정란이나 유정란이나 칼로리는 별 차이가 없습니다만 생명이 있는 것과 없는 것은 본질적으로 차원이 다릅니다.

현미와 백미 중 백미가 소화가 잘 되고 칼로리가 높지

만, 현미는 '기'가 있는 먹을거리이고, 백미는 '기'가 없는 먹을거리입니다. 그래서 저는 암을 고치고자 하는 사람들에게 모두 현미를 먹게 합니다. 현미가 입에 맞게 되면 병은 치유됩니다.

현미를 감사하는 마음으로 먹게 되면 반드시 치유된다고 가르칩니다. 그렇게 하기 위해서는 소식을 해야 합니다. 배가 부른 만복의 상태로는 음식에 대한 감사의 마음이 생기지 않기 때문입니다.

문명병은
네거티브요법으로 고친다

이제까지 이야기한 바와 같이 현대의 병은 모두라고 해도 과언이 아닐 만큼 과식, 과로, 과보호, 환경오염 등 뭔가를 더한 것에서 생깁니다.

제가 지도하는 방법을 '네거티브요법'이라고 표현하겠습니다. 네거티브란 '음陰'또는 '소극적'이라는 의미입니다. 현대의학의 과학요법이라는 것은 포지티브입니다. 모두 몸에 뭔가를 보태고 있습니다. 그래서 더욱더 문명병이 늘어나고 있는 것입니다.

문명병은 몸을 자유롭게 움직이지 못하게 하는 퇴행성입니다. 문명병은 자신의 몸을 너무 위해서 과보호가 되고 과식을 하거나 과로를 해서 이른바 과도하게 플러스가 되어 병이 됩니다. 지나치게 섭취한 영양은 독이 되고 각종 만성병을 일으킵니다.

이와 반대로 몸에서 뭔가를 줄이는 방법이 '네거티브요법'입니다. 단식이나 기공법도 몸에서 줄이는 하나의 방법이라고 생각합니다. 신체의 독소를 배출하고 줄이면 줄일수록 몸에 좋은 것이 들어오게 됩니다. 따라서 문명병은 보태서(+) 치유하기보다는 덜어주어서(-) 치유하는 방법이 좋습니다.

요즘 젊은이들은 너무 과보호를 받고 있고, 제멋대로입니다. 일본도 그렇지만 한국에서도 청소년 범죄가 점점 많아지고 있습니다. 그 원인 가운데 하나는 식사가 추락하고 있기 때문입니다. 가공식품이나 설탕, 햄버거, 인스턴트식품인 라면만 먹고 있으니 근기가 없어지고 그래서 충동에 약해집니다. 우발적인 충동에 자신을 제어하지 못하게 됩니다.

자신의 몸과 마음을 자유자재로 제어할 수 있는 사람은 절대로 병에 걸리지 않습니다. 저는 제가 생각하는 대로 인생을 완성하고자 합니다. 사람은 사심, 즉 바르지 아니한 간사스러운 마음을 가지거나 관능적으로 자신이 좋아하는 것만을 하고 자신의 몸을 제멋대로 내버려두면 결국 병에 걸리고 불행해집니다. 자신을 제어할 수 있다는 것은, 모든 병을 치유하고 절제된 생활을 할 수 있다는 것입니다.

부항 = 네거티브요법

부항은 컵 모양의 부항기 내부를 진공 상태로 만든 다음 피부 표면에 흡착시키는 간단한 것입니다. 이것은 피부 내부의 모세혈관에 작용해서 피를 깨끗하게 하는 매우 효과적인 요법입니다.

부항을 하고 싶으면, 일반 유리컵으로도 진공 상태를 만들어 할 수 있습니다. 저는 컵 안을 진공으로 만들기 위해서, 컵 안쪽에 다공질물질을 부착하는 연구를 했습니다. 이 방법은 저의 실용신안특허입니다. 다공질물질에 알코올이 스며들어서 가스체가 되고 흘러내리지 않습니다. 한 번 스포이트로 알코올을 떨어트리면 몇 시간 유지됩니다. 그래서 가정에서도 간단하게 부항을 사용할 수 있습니다.

간단한 원리이지만 이제까지 아무도 생각하지 못했습니다. 우리는 항상 플러스의 대기압의 압력 세계에서 생활하고 있습니다. 반면에 무중력 상태인 달 표면에 가거나, 우주에 가면 대단히 가벼워집니다. 이 부항을 붙인 부위는 마치 우주여행을 간 것처럼 무중력 상태가 됩니다. 신체의 압력에서 해방되는 것입니다.

저는 감격적인 해방감을 지금까지 여러 번 맛본 적이 있습니다. 감옥에서 나와 얼마 후 1945년 8월 15일 일본으로부터 해방되었을 때는 물론, 그 후 4·19 혁명 때는 정말 충동적인 해방감을 맛보았습니다. 형무소의 전혀 자유가 없는 억압된 상태에서 해방되었을 때 그 해방감이라는 것은 정말 황홀한 것이었습니다.

그래서 부항을 통해서 압력의 세계에서 해방되는 그런 경험을, 생리적 면에서 피부에도, 혈관에도 주는 것입니다.

간단히 말해서 부항은 체내의 가스를 교환하고 피를 깨끗하게 하는 것입니다. 그뿐만 아니라 부항을 하면 근육이나 근육과 이어지는 인대까지 천천히 스트레칭되어 그 결과 뼈의 일그러짐의 원인이라는 근육의 불균형을 수정할 수 있습니다. 그래서 골격의 일그러짐이나 척추의 일그러짐을 교정하는 효과가 있습니다.

　또한 피부 호흡을 촉진합니다. 부항에 물을 넣고 신체에 붙이면 피부에서 거품이 부글부글 나옵니다. 그래서 부항을 이용하면 그 부위의 세포가 활성화해서 가벼워지고 피의 흐름도 좋아집니다. 특히 몸이 차가운 사람이나 고혈압인 사람에게 큰 변화가 나타납니다.

생명의 자연치유력

현대의 각종 병은 무엇인가를 더했기 때문에 신체의 균형이 무너져서 생깁니다. 그 균형을 되찾기 위해서는 신체의 독소를 제거하고 자연치유력을 되찾아야 합니다.

건강을 되찾는 것은 결코 어려운 일이 아닙니다. 고가의 약이나 고가의 기술이 필요하지 않습니다. 자신이 가지고 있는 자연치유의 능력을 찾으면 반드시 치유됩니다.

지금 어떤 이유로 신체의 일부가 제약받고 있다면, 이를테면 혈액순환이 좋지 않다거나, 동화작용이 나쁘다거나, 소화가 되지 않다거나, 배설이 잘 되지 않는 등 어떤 장애로 몸이 짓눌리고 있을 때 그 짓눌리고 있는 부분을 풀어주면 됩니다. 즉, 혈액순환을 좋게 하면 됩니다. 신체의 가스 교환을 하면 됩니다. 배설이 잘 되게 하면 됩니다. 그렇게 하면 자신의 힘으로 모두 치유할 수 있습니다.

이처럼 저의 치료법은 어떤 요인으로 장애를 받고 있는 것을 제거하는 것이지, 그 사람에게 없는 다른 생명력을 부여하는 것은 아닙니다. 그냥 자신의 생명력을 활성, 소생시키면 됩니다.

이 방법은 특히 염증성 질환에 효과가 있습니다. 간염, 늑막염, 맹장염도 부항으로 간단하게 치유된 예가 많이 있습니다. 염증이 있는 곳에는 반드시 나쁜 피가 고여 있습니다. 그러므로 오래된 피와 새 피를 교환해 주면 염증은 빨리 치유됩니다.

병원에서는 몇 년이 되어도 낫지 않던 만성 활동성 간염이 한 달 만에 치유된 예도 많이 있습니다. 부항과 정식正食, macrobiotics을 병행하면 치유됩니다.

지금까지 잘 하지도 못하는 일본 말로 저의 생각과 건강법을 이야기했습니다. 저는 계속해서 일본과의 연대를 기대하며, 자연요법과 식사에 대해서 제안하고자 하는 분들과 커다란 연결을 맺고 싶습니다. 감사합니다.

3부 ────────────────────────

암환자의 80%가 항암제, 방사선, 수술 때문에 죽는다

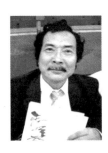

후나세 슌스케(船瀬俊介)

의학평론가, 소비자 운동가. 환경문제와 의료, 식품, 건축 등의 문제
를 중심으로 평론·집필·강연 활동.
저서로는《항암제로 살해당하다》(전3권) 시리즈,《약, 먹으면 안 된
다》외 다수.

매년 25만 명이
병원에서 '학살'되고 있다

고발 논문을 찢어버린 의학부장

지금 일본에 암 난민이 60만~70만 명이 있다고 합니다. 그들은 암 검진에서 암이라는 진단을 받고, 여러 군데의 병원을 찾아헤매고 있습니다.

그리고 후생노동성에서는 매년 약 32만 명의 암환자가 암으로 죽는다고 발표했습니다. 현재 일본에서 사망률이 가장 높은 원인은 암입니다.

그런데 이런 공식발표에는 분명하게 거짓이 있습니다. '암으로 죽었다'고 발표했으나 실은 환자의 약 80%는 암으로 죽지 않았습니다. 80%는 병원의 항암제 등 암 치료 때문에 죽은 것입니다.

일찍이 오카야마岡山 대학 의학부에서 사망한 암환자의 진료카드를 조사한 결과, 80%는 암이 아니라 항암제와 방사선 등의 암 치료의 부작용 때문에 죽었다고 합니다.

이 놀라운 진실을 어느 젊은 의사가 박사논문으로 작성한 다음 의학부의 학장에게 제출했더니, 눈앞에서 찢어버렸다고 합니다. 이 광경이야말로 일본의 암 치료의 악마적 현실입니다.

큰 거짓말은 절대로 탄로 나지 않는다

히틀러는 "작은 거짓말은 금방 탄로 난다. 그러나 큰 거짓말은 절대로 탄로 나지 않는다"라고 말했습니다. 그리고 거짓말도 100번 하면 진실이 됩니다.

매년 25만 명이 암 치료라는 이름하에 죽어가고 있습니다. 당신은 당신의 귀를 의심할 것입니다. 너무나 엄청난 참극이라, 사람들은 감각적으로 잘 이해하지 못합니다. 그러나 그 현상을 직시하십시오. 당신을, 그리고 사랑하는 사람을 '학살'에서부터 지켜주기 위해서…….

10년에 250만 명, 전후 60년 만에 1,500만 명이 넘는 사람들이 암 치료라는 이름하에 죽었습니다. 암 전쟁의 희생자는 태평양 전쟁의 희생자의 4배에 이릅니다. 기억하는 그분 그리고 저분……. 암으로 죽은 것이 아니라 '암 치료' 때문에 죽은 것입니다. 이것이 일본에서 지금도 행해지고 있는 암 치료의 실태입니다.

상상을 초월하는 엄청난 거짓말은 너무나 거대해서, 순박한 대중들은 그것이 거짓말이라고는 도저히 믿을 수가 없습니다. 암의 구체적인 살인 치료는 항암제, 방사선, 수술이라는 '암의 3대 요법'입니다. 눈앞이 아찔해지는 거짓말, 그리고 함정을 이제부터 밝히겠습니다.

항암제는 암을 치료하지 못한다(후생노동성)

저는 《항암제로 살해당하다》를 집필하기 위해서 취재하러 후생노동성의 항암제 담당 사무관을 찾아갔습니다. "항암제는 암을 치료하는 것입니까?"라고 묻는 저의 질문에, 젊은 사무관은 담담하게 답했습니다.

"항암제가 암을 치료하지 못하는 것은 널리 알려진 사실입니다."

저는 놀랐습니다. 그래서 다시 물었습니다.

"항암제는 독물이라고 하던데요?"

"네, 엄청난 독물입니다."

그리고 "항암제는 강한 발암물질입니다"라고 간단하게 인정했습니다. 항암제를 투여하고 4주 동안 10명에 1명꼴로 암세포가 줄어들면 '효과가 있다'고 판단해서, 약사심의회는 약으로 허가한다고 합니다.

그런데 암세포 유전자는 스스로 변화해서 항암제의 독성에 내성을 가지고 무력화합니다. 이에 대해서도 사무관은 "그렇습니다. 내성을 가집니다"라고 인정했습니다.

또한 항암제의 정체는 맹렬한 발암물질이고, 암환자에게 투여하면 다른 부분에 새로운 암을 발생시키는 증암제라는 사실도 인정했습니다.

이와 같이 후생노동성의 사무관은 항암제가 '맹독물질이다', '암을 치료하지 못한다', '강한 발암물질이다', '암은 재증식한다' 등등의 사실을 모두 그렇다고 인정했습니다.

항암제는 아무리 사용해도 효과가 없다(의료과장)

항암제의 담당책임자, 후생노동성 보건국의 의료과장은 공식 석상에서 "여러분은 이미 알고 계시겠지만 항암제는 아무리 사용해도 효과가 없습니다"라고 놀라운 발언을 했습니다.

또한 "효과가 없는 약이니 보험을 적용하는 것은 바람직하지 않습니다"라는 주장을 했습니다.

후생노동성의 간부가 아무렇지도 않게 '항암제는 맹독물질이고, 아무리 사용해도 효과가 없다'고 공언하다니 정말 놀랐습니다.

"그 맹독물을 쇠약한 암환자에게 투여하면, 환자는 그 독작용으로 죽습니다"라고 했더니 "그런 분도 계십니다"라고 말하는 후생노동성……. 이것은 바로 '독살'입니다.

그래도 의사는 유족에게 "항암제의 독부작용 때문에 죽었습니다"라고는 절대로 말하지 않습니다. 그렇게 말하면 의사는 '죽인 사실'이 탄로가 나니까요. 위험한 발언이지만, 의사가 암환자들을 위해 투여한 항암제가 조기사망을 재촉하는 맹독물질이었다는 사실이 믿어지십니까?

이것은 중대한 의료 과오사건입니다. 형법 제211조, 업무상 중과실치사죄가 됩니다. '5년 이하의 징역·금고, 50만 엔 이하의 벌금'이라는 형벌이 주어집니다. 그러면 의사는 "환자의 체력이 부족했다"는 등의 말로 회피합니다.

수십 개의 부작용, 맹독으로
전신의 장기가 절규한다

쇼크사, 뇌경색 등 부작용이 너무나 많다

약제에는 '의약품 첨부문서'가 반드시 있습니다. 거기에 적힌 항암제의 부작용을 보고 저는 매우 놀랐습니다. 그것은 맹독 이외의 아무것도 아니었습니다.

세계 최대의 제약회사인 화이자사가 발매하고 있는 '플라토신'의 의약품 첨부문서를 보면 그 중대 부작용은 다음과 같습니다.

"쇼크사, 심장 정지, 심근경색, 협심증, 부정맥, 흉내고민, 심실세동, 뇌경색, 혈압 저하, 극증 간염, 급성 신부전, 혈뇨, 요단백, 빈뇨, 무뇨, 용혈성 요독증, 조혈장애, 빈혈,

혈소판 감소, 백혈구 감소, 소화관 천공_{위장에 구멍}……."

그 외에도 수십 개의 증상이 있어서 더 이상 적을 수가 없습니다. 이런 '중대 부작용'을 보면 이것은 부작용이라기 보다 독살 그 자체라고 해도 과언이 아닙니다. 제약회사가 인정하는 것만으로도 이 정도의 '맹독성'이 나열됩니다.

체내에 독을 주입하기 때문에 체내의 장기가 절규하고 있습니다. 그렇다면 어느 정도의 빈도로 이런 중대한 부작용이 발생하고 있을까요.

'부작용'은 수십 개, '효과'는 제로

그뿐만 아니라 의약품 첨부문서에 "이 약은 부작용 발현빈도에 대한 명확한 조사를 실시하고 있지 않다"라는 문구도 있습니다. 이 회사는 이런 중대 부작용이 어느 정도의 확률로 일어나고 있는지 파악도 하고 있지 않습니다. 너무 부작용이 심해서 차마 조사하지 않은 것은 아닌가 생각됩니다.

게다가 의약품 첨부문서에는 '임상 성적'이나 '유효 데

이터'에 대한 언급이 전혀 없습니다. 중대 부작용에 대한 내용은 4페이지에 걸쳐서 꽉 메우고 있는데, 정작 효능은 없는 것입니다. 이것이 항암제의 '정체'입니다.

항암제를 투여하면 심장마비나 뇌경색, 극증 간염 등으로 바로 급사하는 일도 있습니다. 이것은 알아두어야 합니다. 의사는 "용태가 급변했다"고 유족에게 말합니다. "항암제의 중대 부작용으로 급사했다"고 한다면 유족은 분명 소송을 할 것입니다. 의사에게는 중대 부작용을 회피할 의무가 있습니다. 그래서 "항암제를 투여했더니 죽었습니다"라고는 말할 수 없습니다.

항암제는 불난 집에 부채질을 하는 격이다

항암제의 맹독 투여로 급사하지 않아도 흔히 항암제의 부작용이라고 하는 탈모, 식욕부진, 구토 등으로 생명은 급속하게 쇠약해집니다.

항암제는 세포분열이 빠른 세포를 모두 암세포라고 생각하고 공격합니다. 그래서 모근세포, 소화기의 내피세포가 사멸해서 탈모, 구토 등이 일어납니다. 진행하면 위와 장에 구멍이 생깁니다.

더욱 무서운 것은 조혈기능의 파괴입니다. 혈구는 분열이 활발합니다. 그래서 맹독인 항암제가 덤벼듭니다. 그러면 먼저 적혈구가 급감해서 악성 빈혈로 급사하기도 합니다. 혈소판도 급감하고, 출혈을 멈추게 하는 작용도 급감합니다. 내장출혈에 따른 복합장기기능 부전으로 사망하게 됩니다.

또한 백혈구도 급감합니다. 백혈구 중의 NK세포^{자연살해세포, Natural Killer Cell}는 암세포를 공격하는 면역세포로 유명합니다. 그런데 항암제는 이 NK세포를 총공격해서 섬멸합니다. 하필이면 암과 싸우는 같은 편의 병사를 공격하다니⋯⋯. 참으로 엉터리 약입니다. "더 해라, 더 해라!"라면서 기뻐하는 것은 암세포뿐입니다.

이렇게 항암제의 실태를 조사하면 망연자실하게 됩니다. 이것은 불난 집에 부채질을 해서 불을 끌려는 것과 같은 일입니다. 제정신이 아닙니다.

병원과 제약회사, 국가까지
유착된 암 산업의 거대이권

국가 차원에서 당신의 생명은 벌레에 지나지 않는다

"왜 이런 미친 짓을 하고 있는 것일까요?"

일찍이 일본의 암 치료를 고발해온 게이오慶應 대학의 곤도 마코토近藤誠 의사에게 질문을 하자, "세계에는 '암 산업'이라는 비즈니스가 있습니다"라고 놀라운 답변을 하였습니다. 이른바 암 이권집단이지요. 저는 그들을 '암 마피아'라고 표현합니다. 수많은 사람들을 학살하고 막대한 이권을 얻으면서도 법적 책임에서 면제되기 때문입니다.

저는 일본의 암 이권은 거의 두 사람 중 한 사람이 암으로 죽기 때문에 의료비 31조 엔의 절반인 약 15조 엔이라

고 추측합니다. 이것은 국방비 5조 엔의 3배입니다. 엄청
난 거대이권입니다. 그들은 이 놀라운 이권을 포기하지 않
을 것입니다.

곤도 의사는 이렇게 말합니다.

"의사, 병원, 제약회사…… 그 중추는 국가입니다."

국가가 암 마피아라는 범죄집단의 중추에 있습니다. 이
사실을 가슴에 새겨야 합니다. 항암제의 독성을 설명하자
어느 순박한 부인이 이렇게 말했습니다.

"나라가 그런 나쁜 짓을 허락할 리가 없습니다."

국가를 지배하는 집단에게 국민의 생명은 벌레 이하입
니다.

미나마타병, 아스베스토스의 비극을 보라

거짓이라고 생각하면 미나마타병을 보십시오. 후생노동
성의 간부였던 한 사람은 "처음부터 질소의 유기수은 때
문이라는 사실을 알고 있었습니다. 그래도 발표할 수가 없
습니다. 경제가 걸렸으니까요"라고 말합니다.

이것은 국가가 대기업의 돈벌이를 위해서 국민의 생명 같은 것은 얼마든지 죽여도 된다고 공언하고 있는 것과 같습니다.

이를테면 아스베스토스석면를 보십시오. 1971년에 당시의 WHO세계보건기구는 '발암 있음'이라고 단정했습니다. 그리고 즉시 금지할 것을 세계 각국에 권고하였습니다. 그런데 35년이 지난 지금에도 일본 정부는 금지하고 있지 않습니다.

이미 1만 명 이상이 아스베스토스에 의한 중피종 등으로 괴로워하면서 죽음을 맞이했습니다. 게다가 10만 명 이상이 호흡곤란으로 죽습니다. 항암제도 마찬가지입니다. 부작용으로 매년 25만 명의 암환자를 학살하고 있어도 그들은 전혀 아무렇지 않습니다.

0.1g에 7만 엔! 독이 '보물'로 변신

왜냐하면 항암제와 암 마피아들에게 막대한 이권을 주기 때문입니다. 그 가격은 0.1g에 7만 엔, 1cc 주사하면

70만 엔, 10cc이면 700만 엔입니다. 맹독물에 항암제라는 이름을 붙이는 것만으로 놀라운 보물로 변신합니다. 단순한 독이 라벨 1장으로 엄청난 부로 바뀌니, 그만둘 수 없는 비즈니스이죠.

독약을 암 특효약으로 변신시키기 위해서는 국가의 정부를 끼고 있어야 합니다. 그래서 암 마피아들은 후생노동족_{일본에서 의료 관련 이권을 대변하는 정치인을 지칭하는 말}이라 불리는 정치가와 관료들과 손을 잡고 증식해갑니다. 무섭다고 할까요. 등이 오싹해지는 어둠의 범죄 집단이라 할 수 있습니다.

2006년에 할리우드 영화 〈나이로비의 벌〉이 일본에서 상연되었는데, 그 영화에는 아프리카의 사람들을 인체실험 대상으로 삼고 살쪄가는 제약 마피아의 놀라운 모습이 그려져 있습니다.

영국의 비밀정보국까지도 그 제약 마피아의 일원이라니······. 그 사실을 안 외교관의 젊은 아내는 순수한 정의감으로 실태를 조사하지만, 그 사이에 사막에서 사체로 발견됩니다. 그 죽음에 의문을 가지고 현지로 향한 남편도 총탄을 맞고 죽습니다. 발표된 사인은 자살······.

국제적 제약회사의 뒷면을 그린 용감한 작품입니다. 아내 역을 맡은 레이첼 와이즈는 아카데미 조연여우상을 수상했습니다. 꼭 보시기 바랍니다.

항암제 회사의 실태도 이것과 똑같습니다. 그들에게 환자의 생명은 벌레 이하의 것입니다.

'암의 3대 요법은 무력하다'는 미국 정부의 패배선언

반항암제 유전자(ADG)로 내성을 가진다

"항암제는 암을 치료할 수 없다!"

이 충격적인 사실을 처음으로 공표한 것은 미국 국립암연구소NCI의 테비타 소장입니다. 1985년 미국 하원의회에서 테비타 소장은 "항암제에 의한 화학요법은 무력하다"라는 충격적인 증언을 했습니다.

"왜냐하면 일부 항암제로 암이 축소되는 예도 있지만, 암세포는 자신의 유전자를 바로 변화시켜서 항암제의 독성을 무력화합니다. 이것은 마치 해충이 유전자 변화로 농약에 내성을 가지는 것과 같습니다."

10명 중 한두 사람 정도 종양 축소도 하지만, 유전자 변화로 바로 무력화해버립니다. 이 유전자를 '반항암제 유전자ADG'라고 합니다. 미국 국립암연구소NCI는 세계 최고의 암 연구기관입니다. 그곳의 소장이 항암제는 무력하다고 의회 증언을 했습니다.

그러나 이 빅뉴스는 일본에서 전혀 보도되지 않았습니다. 그 이유는 매스컴도 암 마피아의 일원이기 때문입니다. 스폰서가 힘들어지는 진실은 보도할 수 없다는 것입니다. 정말 모르는 사람은 국민, 환자뿐입니다.

암의 3대 요법은 무효하다(OTA 리포트)

또한 1988년에 미국 국립암연구소NCI는 "항암제는 강한 발암물질이라서 투여하면 다른 장기에 새로운 암을 만든다"라는 충격적인 리포트를 발표했습니다. 미국의 최고기관이 항암제가 '암을 증가시키는 약'이라는 사실을 인정한 것입니다.

기본적으로 암환자에게 강렬한 발암물질을 투여하는,

그 자체를 믿기 어렵습니다. 이 뉴스도 일본 국내에서는 완벽하게 무시되었습니다. 일본의 암 이권이 환자에게 진실을 알려주지 않도록 필사적으로 압력을 가했습니다. '일본에는 보도의 자유가 없다'는 사실을 기억해주시기 바랍니다.

게다가 미국 정부는 "암의 3대 요법이 무효하다"고 단정하는 충격적 리포트를 발표했습니다. 그것이 'OTA 리포트'입니다. OTA는 미국 정부 조사기관입니다. 이 기관은 상세한 실험결과를 토대로 항암제의 유효성을 전면 거부했습니다.

항암제를 복수 투여하면 7~10배 죽는다

그 근거가 된 것이 '미국 동해안 리포트'약칭입니다. 미국 동부 약 20개의 대학이 참가한 큰 실험이었습니다.

실험대상은 폐암환자 743명전원 제4기으로, 이 환자들을 '① 3종류의 항암제를 동시에 투여, ② 2종류를 투여, ③ 1종류의 항암제 F, ④ 1종류의 항암제 G'라는 4개의 그룹으로 나누었습니다.

그 결과, 암이 작아지는 종양축소율은 ①그룹 20%, ②그룹 13%, ③그룹 6%, ④그룹 9%였습니다. 많지는 않지만 항암제를 복수로 투여하는 것이 '효과가 있다'고 생각되어졌습니다.

그러나 연구자들은 절망의 밑바닥까지 떨어졌습니다. 부작용을 보니 ①과 ②그룹에서 투약한 수주 후에 사망하는 예가 속출했습니다. ①과 ②그룹복수 투여의 희생자 수는 ③과 ④그룹단독 투여의 7~10배에 이르렀습니다.

항암제를 복수 투여하자 암환자는 마구 죽었습니다. 이것이 미국의 공식연구에서도 증명되었습니다.

항암제에 연명효과는 거의 없다

'조금이라도 오래 살고 싶다' 이것이 환자의 소원입니다. 암 치료효과를 최종결정하는 것은 '생존기간'입니다. 그렇다면 ①~④그룹의 환자들은 얼마나 살았을까요?

놀랍게도 ①그룹이 가장 생존기간이 짧았습니다. 그리

고 ③그룹이 가장 생존기간이 길었습니다. 종양 축소효과
가 높은 그룹일수록 빨리 죽는다는 결론입니다. 다시 말해
서 강한 독을 많이 가진 쪽이 빨리 죽는 것입니다. 이것은
당연한 귀결입니다.

이 실험보고는 너무나 참혹합니다. 어떤 약항암제도 환자
를 연명시키는 효과는 거의 없었습니다. 맹독이니 당연한
이야기입니다.

'연명효과가 없었다'는 것은 축소되었다고 보이는 암 종
양이 재증식을 시작했기 때문입니다. 즉, 반항암제 유전자
ADG가 작동을 시작한 것입니다.

암이 다시 증식하여
5~8개월 후에는 원래 크기가 된다

암이 항암제로 인해 작아졌다가 다시 원래의 크기만큼
커지는 기간을 조사하니, ①그룹은 평균 22.7주약 5개월, ②
그룹은 31.7주약 8개월이었습니다.

게다가 종양 축소효과가 보이는 것은 환자 10명 중 한

사람에서 두 사람 정도입니다. 그렇지만 항암제로 암이 줄어들었다고 좋아할 일이 아닙니다. 암은 확실하게 다시 재증식합니다. 그것도 단 5~8개월 만에 말입니다.

무서운 것은 이제부터입니다. 내성유전자, 즉 반항암제유전자ADG로 인해 흉포해진 암세포를 이제 누구도 멈추게 할 수가 없습니다. 암 증식은 폭주하고 환자는 바로 죽어 갑니다.

OTA 리포트는 암의 3대 요법통상요법에서 항암제뿐만 아니라 방사선 치료와 수술도 무력하다고 인정합니다.

"항종양 효과가 반드시 환자에게 도움이 되는 것이 아니다"라고 판정했습니다. 항암제와 방사선으로 암이 일부 작아지는 항종양 효과가 보여도, 재증식하여 결국 환자는 죽는다는 것을 공식적으로 인정한 것입니다.

또한 암 치료통상요법는 과거 수십 년 동안 거의 발전이 없었습니다. 마침내 미국 정부는 암과의 전쟁에 백기를 들었습니다.

말기암 환자가 대체요법으로 치유되었다

한편 OTA 리포트는 다음과 같은 놀라운 메시지를 전했습니다.

"통상요법항암제, 방사선, 수술의 3대 요법으로 치유되지 않는다는 말기암 환자가 비통상요법대체요법으로 많이 치유되고 있다. 의회는 이런 요법을 자세히 조사하고 국민에게 알릴 의무가 있다."

미국 정부는 이제까지 탄압한 대체요법의 우위성을 확실하게 인정했습니다. OTA 리포트가 발표된 1990년은 세계 의료 역사의 기념비적 해라고 할 수 있습니다.

그런데 이와 같은 미국 정부의 암 전쟁 패배선언이 일본에는 전혀 보고되지 않았습니다. 이토록 큰 뉴스가 왜……!?

그건 당연한 이야기입니다. 언론 매체도 암 마피아의 일원이므로 보도할 수가 없습니다. 그래서 1억 2,000만 명의 일본 국민은 진실의 정보에서 차단, 배제되었습니다. 눈도 귀도 막혔습니다.

심지어 암 전문가조차 1985년에 미국 국립암연구소NCI

의 테비타 소장이 증언한 반항암제 유전자ADG의 존재를
모르고, 1988년의 '항암제 = 발암' 보고와 OTA 리포트의
존재도 모릅니다.

눈을 감고 손으로 더듬는 일본의 암 치료

무지몽매, 오리무중……. 일본의 암 치료 현실은 이렇습
니다. 당신이라면 귀도 눈도 막은 의사에게 진료를 받고
싶습니까?

더욱이 의사는 자신의 체험으로, 항암제는 '전혀 효과가
없다'는 사실뿐만 아니라 지옥의 고통으로 환자를 죽이고
있다는 사실을 알고 있습니다.

그래서 271명의 의사에게 "당신이 만약 암이라면 항암
제를 사용하겠습니까?"라고 질문하자, 270명이 단호하게
거절했습니다. 또한 의사들은 아내나 자식 등 가족에게도
항암제는 절대 쓰지 않겠다고 했습니다.

"당신 병원에 암환자가 왔다면……?"이라는 두 번째 질
문에는 거의 100% 항암제를 쓰겠다고 답했습니다. 지금

의 보건의료제도로서는 그렇게 해야만 먹고 살 수 있습니다. 그래서 양심적인 의사조차도 암 마피아의 수중에 들어가 있습니다.

그 외에도 현재의 정부암 마피아와 병원은 다양한 거짓으로 환자를 속이고 있습니다. 그 무서운 속임수에 속으면 안 됩니다. 당신의 생명은 하나밖에 없습니다. 그것은 정말 소중한 것이기 때문에 스스로 지켜야 합니다.

조기발견 = 조기살해!
암 검진을 받지 마라

암 이권의 교묘한 마케팅

아보 도오루安保徹 교수는 "암 검진을 받아서는 안 된다"고 단언합니다. "뭐라고!" 일본 전국에서 절규가 들려오는 것 같습니다. 저도 그렇게 생각합니다. '암 검진'은 암 이권이 만든 교묘한 함정입니다.

후생노동성은 '암 박멸' 캠페인이라면서 '조기발견, 조기치료'를 국책으로 진행하고 있습니다. 그 진실은 '조기발견=조기살해'라고 저는 말하겠습니다.

왜 조기발견이 위험할까요? 우선 암 전문가는 "보통 조기암이 6~7년은 변화하지 않는 것이 상식"이라고 말합니다.

그리고 곤도 마코토^{近藤誠} 의사가 쓴 《암 치료 '상식'의 거짓》라는 책에서는 다음과 같이 사례를 소개하고 있습니다.

"15명의 조기 위암환자를 아무 처치 없이 내버려두면 1cm의 암이 2배가 되는 시간이 짧으면 1년 반, 길면 8년 5개월이다. 본인환자이 죽기까지 80년은 걸린다."

조기발견을 해야 한다고 조급한 마음을 가질 필요가 전혀 없습니다. 또한 모든 사람의 몸속에서 암세포가 하루에 3,000~5,000개는 만들어지고 있는 것이 현실입니다.

남녀노소 갈릴 것 없이 당신도 저도 이 정도의 암세포가 만들어지고 있다는 말을 들으면 깜짝 놀랍니다. 당신도 저도 암환자! 서두를 필요가 전혀 없습니다.

피르호의 잘못된 이론 – 암 무한증식론

무엇보다도 대학의 의학교육 현장에서 완전한 거짓이 교육되고 있습니다. 현재의 의학 교과서에는 "암세포는 한번 만들어지면 무한으로 증가해서 숙주환자를 죽일 때까지 증식을 계속한다"라고 되어 있습니다.

이것은 지금부터 150년 전에 독일의 혈액생리학자 루돌프 피르호Rudolf Virchow가 주장한 설입니다. 무엇보다도 150년 전의 곰팡이가 핀 이론이 의학 텍스트의 첫줄에 실려 있다는 사실이 놀랍습니다.

'암세포가 만들어지면 무한으로 증식해서 숙주까지 죽인다……' 이런 일은 없습니다. 인간의 몸에서는 매일 3,000~5,000개의 암세포가 만들어지고 있습니다. 그것이 무한 증식한다면, 인간은 100만 년 전 태고 때에 이미 절멸했을 것입니다.

그런데 그 후 면역세포의 존재가 확인되었습니다. 지금으로부터 약 30년 전 도호쿠東北 대학 의학부에서 치카미千頭 박사가 NK세포를 발견했습니다. NK세포는 항암제를 공격하는 면역세포 중에서도 주력부대입니다.

이 병사들이 암세포를 공격하는 현미경 사진도 있습니다. 그 사진을 보면 암세포를 발견한 NK세포가 위아래에서 암세포를 공격하고 있습니다. 그들은 암세포의 세포막을 찢고 그 안에 3종류의 독성 단백질을 주입하여 암세포는 바로 즉사합니다. 그리고 사체는 효소가 분해해서 마지막은 오줌으로 배설됩니다. 이것이 인간의 면역력으로 암이 소멸되는 메커니즘입니다.

암이 자연퇴축하는 것은 당연한 일입니다. 기적도 뭐도 아닙니다. NK세포가 건강하다면 암도 전혀 무섭지 않습니다.

잘못된 이론이 의학의 '잘못된 교육'의 뿌리에 있다

피르호는 NK세포의 존재조차 몰랐습니다. 그런 근본적으로 잘못된 150년 이전의 피르호의 학설이 아직도 의학 교육의 뿌리에 있습니다.

웃겨서 말도 안 나옵니다. 근본적으로 잘못된 엉터리 이론을 모든 의학생들은 필사적으로 배우고 있습니다. 일본 전국에서 머리가 이상한 의사만 만들어지는 것은 당연한 이야기입니다. 매년 25만 명의 암환자를 아무렇지도 않게 '죽이고' 있는 것도, 처음부터 머리의 사고회로가 이상하기 때문입니다.

피르호의 저주대로, 암세포는 일직선으로 무한 증식하지 않습니다. NK세포로 대표되는 임파구가 매일 체내를 돌아다니고, 발생한 암세포를 공격해서 소멸시키고 있기 때문입니다.

NK세포는 그 사람의 기분, 감정, 스트레스 등에 따라 세포수가 크게 올라갔다 내려갔다 합니다. 예를 들어 웃는 것만으로 급증합니다. 오사카의 '난바 그랜드 가게쓰NGK' 극장에 19명의 암환자를 데리고 가서 크게 웃게 한 실험이 있습니다.

3시간 웃고 났더니 최대 6배의 NK세포가 급증했습니다. 반대로 과로와 정신적 쇼크 등의 스트레스를 받으면 NK세포는 급감합니다. 그러면 그것에 반비례해서 체내의 암세포는 증가합니다.

암 발견 스트레스가 면역력을 급감시킨다

본인의 기분이나 몸 상태에 따라 암세포는 늘어나기도 하고 줄어들기도 합니다. 강렬한 스트레스를 받으면 하루만에 대두 크기의 암세포가 증식하기도 합니다. 반대로 마음이 평화로우면 암의 크기가 줄어들기도 합니다.

그러니 검진을 받아서는 안 됩니다. 그 이유를 좀더 구체적으로 열거하면 다음과 같습니다.

[이유 1] 암 발견의 스트레스가 면역력을 저하시키고 암을 증식시킵니다. 의사는 피르호의 학설을 가지고, 암은 치유되지 않는다고 겁을 주면서 고지합니다. 그 쇼크로 NK세포는 급감합니다. 암세포에게 의사는 든든한 후원자인 셈입니다.

[이유 2] 최근에는 PET검진 등 '밀리미터 단위'로 암을 발견합니다. 게다가 세포 수준에서 발견할 수 있는 고성능 장치도 있습니다. 그러면 누구나 체내에 암세포가 있으므로, 암 진단을 받으면 모두가 암환자라는 진단을 받습니다. 그렇게 되면 병원은 그날부터 손님맞이를 합니다. 제가 '암 진단'이 암 산업의 마케팅 시장개척이라고 하는 이유도 여기에 있습니다.

[이유 3] 암환자의 라벨을 붙이고 병원에 끌려 다니면 틀림없이 항암제, 방사선, 수술이라는 3대 요법이 당신을 기다리고 있습니다. 그러면 80%의 확률로 당신은 죽습니다. 미국 정부가 1990년에 "암의 3대 요법은 무력하다"고 단정했다는 것을 의사는 모릅니다. 설령 알고 있어도 무

시합니다. 그래도 당신은 병원에서 도마 위의 생선이 되겠습니까?

[이유 4] 당신의 몸은 직접 관리하는 것이 이상적입니다. 자신의 몸이 호소하는 '목소리'에 귀를 기울이기 바랍니다. 예를 들어 아침에 잘 일어나지 못한다면 그 원인을 생각합니다. 스트레스, 식생활, 과로 등……. 그러한 것을 개선하면 몸 상태가 좋아집니다.

암의 원인은 '지나친 고민, 일, 약' 때문이다

아보 도오루 교수는 암의 원인은 '지나친 고민', '과로', '약물복용 과다' 때문이라고 말합니다. 먼저 이것을 개선해야 합니다. 이것이 최대의 치료법입니다. 게다가 아보 교수가 권장하는 암의 3대 치료법은 '웃는다', '식사를 개선한다', '목욕을 한다'와 같이 정말 간단하고 명쾌합니다.

이것으로 NK세포가 증가하고 암은 자연 소멸합니다. 혹시 암 검진을 하고, 암이라는 진단을 받아도 놀랄 필요가 없습니다. 누구나 처음부터 체내에 암세포를 가지고 있습니다.

실제로 교통사고로 사망한 사람을 해부했더니 암이 여기저기에 있었다는 사례도 있습니다. 그래도 그 사람은 건강하게 살아온 것입니다.

기준성 선생은 상담하러 온 암환자에게 "당신의 몸에 아미타불이 오신 것을 감사하고 기도하십시오"라고 지도한다고 합니다. 스트레스설로 봐도, 의학적으로 상당히 이해가 되는 지도라고 생각합니다.

기도하는 마음은 스트레스를 가라앉히고 교감신경 우위의 체질에서 부교감신경 우위의 체질로 바꾸어줍니다.

'치료하지 않는다'가 기본인
해외의 암 치료

일본의 의사는 태연하게 거짓말을 한다

현재 일본 병원에서는 의사들이 놀라울 정도로 태연하게 거짓말을 합니다.

우선 "현대의 치료 수준으로는 항암제, 방사선, 수술이 최선입니다"라고 말합니다.

그리고 의사는 환자에게 항암제를 투여하고, 방사선을 쏘아대고, 수술로 잘라냅니다.

혹시나 하는 마음으로 이렇게 한번 물어보십시오.

"의사 선생님, 만약 당신이 암이라면 정말 항암제를 맞겠습니까?"

새파란 얼굴을 하고 고개를 가로저을 것입니다.

암 치료의 정답은 '전혀 치료를 하지 않는다'입니다. 다음과 같은 스웨덴의 연구보고가 있습니다. 조기 전립선암 환자 223명을 전혀 치료하지 않고 10년간 경과를 지켜봤습니다.

그 사이에 124명이 사망했습니다. 그런데 암으로 죽은 사람은 겨우 19명이었습니다. 그래서 연구자들은 '수술로 전립선을 도려내는 것을 표준적 치료라고 할 수 없다'는 결론을 얻었습니다.

일본에서는 남성이 전립선암으로 병원을 찾으면 예외 없이 잘라냅니다. 혹은 방사선을 조사합니다. 그러나 스웨덴의 의사는 이런 치료가 필요 없다고 말합니다. 그래서 스웨덴에서는 전립선암 환자에게 아무것도 하지 않고 상황만 지켜봅니다.

이 사실을 알고 있다면 누가 지옥과 같은 그 엄청난 통증을 감안하고 일본의 병원에서 치료를 받겠습니까. 그러나 이런 국제적 암 치료의 상식을 의사는 절대로 알려주지 않습니다. 밥그릇이기 때문이지요.

일본은 항암제 20배,
수술 17배로 국제적 표준보다 많다

폐암도 마찬가지입니다. 일본에서는 거의 100% 항암제를 맞고 방사선을 쬐고 수술로 잘라냅니다. 그런데 캐나다에서 더 많이 하는 치료법은 아무것도 하지 않는 것입니다. 무치료가 22%를 차지합니다.

최근 연구로 아무것도 하지 않는 환자가 가장 잘 치유된다는 것을 알았습니다. 어처구니없는 역설입니다. 수술은 겨우 3%일본은 그 17배이고, 항암제는 5%일본은 그 20배를 차지합니다. 항암제와 수술은 3%일본은 그 30배······.

일본은 국제적 수준에 비해 항암제가 20배, 수술이 17배나 많습니다. 터무니없이 항암제를 사용하고, 터무니없이 수술로 잘라냅니다. 이러한 방법은 환자들에게 좋지 않습니다. 이것을 어떻게 국제적 표준이라고 할 수 있겠습니까? 요컨대 처음부터 의사에게 속고 있습니다. 우리는 이러한 속임수로부터 벗어나야 합니다.

0.7%가 20%로 부풀려진 5년 생존율

일본의 암 전문의는 치료효과를 5년 생존율로 나타냅니다. 의사가 "이 치료를 하면 5년 생존율이 이 정도입니다"라고 설명하면, "이 정도의 확률로 살 수 있구나"하고 암 환자도 각오를 다집니다.

그런데 5년간의 생존율이라고 하는 것은 정말 엉터리입니다. 이를테면 대학병원에서는 22년간 치료한 췌장암 환자 716명의 5년 생존율을 20%라고 발표했는데, 실제로 5년 생존한 환자는 겨우 5명밖에 없었습니다. 5 나누기 716이니 0.007. 즉, 5년 생존율의 진실은 0.7%인 것입니다. 그것이 부정한 숫자조작으로 30배 가깝게 증가한 것입니다.

그러니 5년 생존율은 조작된 수치라고 생각해도 틀리지 않습니다. 그것을 믿는다면 바로 적의 함정에 빠진 것과 같습니다.

한편 NPO법인 '암환자학연구소'의 대표 가와다케 후미오川竹文夫 씨는 진단기술의 발달에 따른 착각도 있다고 말합니다.

예전에는 1cm의 암밖에 발견하지 못했습니다. 그런데 지금은 1mm의 암도 찾아냅니다. 발견되면 그때부터 암환자가 됩니다. 암이 진행한 1cm의 크기와 1mm의 크기 중, 후자의 5년 생존율이 높은 것은 당연한 이야기입니다.

의사는 "치료기술이 향상했으므로 5년 생존율이 높아졌다"라고 말하지만, 완전한 거짓말입니다. 진단기술이 향상했을 뿐입니다. 착각입니다.

암의 전이설은 잘못된 것이다

또 하나 의사의 거짓말은 "이대로 두면 전이해서 늦어집니다"라는 말입니다. 의사는 그러한 무서운 말로 환자를 끌어들입니다. 전이라는 말은 환자를 파랗게 질리게 합니다. "선생님 무엇이라도 해주십시오. 부탁드립니다"라고 하면서 그 손을 잡게 됩니다.

그러나 생각해보십시오. 인간은 누구나 체내에 매일 암세포가 3,000~5,000개 만들어집니다. 즉, 사람의 온몸에는 암세포가 분산해서 날마다 만들어지고 있습니다. 암이 되는 것은 그 중에서 피의 흐름이 나쁘고, 신진대사가 약한 조직입니다.

예를 들어 의사가 수술로 위암을 절제했다고 합시다. 그 후 간에서도 암이 발견되었습니다. 그러면 현재의 의학상식으로 누구나 간에 전이했다고 판단합니다.

그러나 원래 온몸에는 수천, 수만의 암세포가 존재하고, 굳이 먼 다른 장기까지 이동하는 그런 부자연스러운 일은 하지 않습니다. 영양요법으로 국제적으로 유명한 막스 거슨 박사는 암은 영양과 대사의 혼란으로 생기는 전신병이라고 갈파했습니다.

현재 세계 의학계는 이제까지의 장기병설에서 전신병설로 이행하고 있습니다. 피츠버그 대학의 버나드 피셔 교수가 제창했습니다. 생각해 보면 아이들도 알 수 있는 이론입니다. 전이보다 재발이라고 하는 것이, 진실을 바르게 전하는 것이라고 생각합니다.

어쨌든 근본적으로 생활 방식, 식사, 마음가짐을 바꾸지 않으면 암의 재발은 영원히 반복됩니다.

4부 ———————

암은 낫는다,
암은 치유될 수 있다

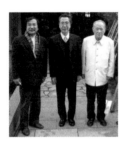

**에치고유자와 온천
백은각에서의 정담회**

아보 도오루(安保徹) 니가타대학 대학원 교수(가운데),
기준성(奇埈成) 한국자연식협회 회장(오른쪽),
후나세 슌스케(船瀬俊介) 의학평론가(왼쪽).

진퇴양난에 빠진 현대의학

서양의학 대증요법의 한계

기준성 : 지금의 의학은 대단히 많은 문제를 껴안고 있습니다. 현대의학만이 아니라 현대문명 그 자체에 문제가 있습니다. 그래서 현대의학은 완전히 진퇴양난에 빠진 것 같습니다.

이런 와중에 지금 최첨단 연구가 되고 있는 면역학의 아보 선생과, 환경운동의 입장에서 사물의 본질을 파악하고 문제 제기를 하는 후나세 선생, 두 분의 이야기를 들을 수 있어서 대단히 기쁩니다.

서양의학은 철학자 '데카르트' 이래로 기계론적 생명관,

우주관에서 출발하고 있습니다. 이것이 문제입니다. 눈에 보이는 세계만 알고 있는 현대의학은 세균병리학과 장기별 의학으로 추락했습니다. 생명의 원리도, 건강의 법칙도 없습니다.

이런 상황에서 아보 선생께서는 어떻게 새로운 의학의 재건을 지향하고 계시는지 물어보고 싶습니다.

아보 : 서양의학은 병을 제대로 치유하지 못합니다. 한편 동양의학의 사람들도 '왜 치유하지 못하는가'를 제대로 지적하지 못하고 있습니다. 다만 막연하게 '이상하다, 이상하다'라고만 느끼고 있는 것 같습니다.

서양의학이 왜 병을 치유하지 못하는가에 대해서 알지 못한 채 불만만을 말하고 있습니다. 먼저 이런 상황을 타파하는 것이 중요한 일입니다.

지금 서양의학이 잘 되지 않는 이유 중의 하나는 병의 원인이 '유전자 이상'에 있다는 막연한 추측을 하는 데 있다고 생각합니다. 그래서 유전자의 연구는 거기서부터 시작되고, 유전자의 연구로 병의 수수께끼를 풀고자 하는 방향성이 있습니다. 다시 말해서 유전자를 해명하면 언젠가 병이 치유된다는 것입니다.

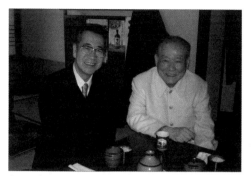

담소를 나누는 아보 도오루 선생(왼쪽)과 기준성 선생(오른쪽)

현재 서양의학의 치료는 대증요법밖에 없습니다. 그런데 유전자 이상으로 병이 생긴다는 전제를 만들어버리면 실패할 뿐입니다. 유전자 이상으로 일어나는 병은 실은 많지 않습니다. 생명체라는 것은, 태어난 후에는 적당히 살아가도록 되어 있습니다. 그러므로 유전자 이상에서 병의 원인을 찾아서는 안 됩니다.

병의 원인은 '생활습관의 잘못'에 있다

아보 : 그렇다면 병의 원인을 어디에서 찾는가 하면, 저는 살아가는 방법, 즉 '생활습관의 잘못'에서 찾습니다. 먼

저 혹독한 삶, 고뇌하는 삶, 편해지려고만 해서 능력을 제대로 발휘하지 않는 게으른 삶에 그 원인이 있습니다. 그렇게 하면 병의 원인이 점점 풀립니다. 그리고 저는 자율신경의 기능과, 그것의 지배를 받고 있는 몸을 지키는 백혈구에 주목해서 수수께끼에 도달했습니다.

또 하나, 서양의학의 대증요법의 문제점은 '병이 치유되는 단계의 현상을 멈추게 한다'는 것입니다. 즉, '붓는다', '열이 있다', '아프다'는 것은 망가진 조직을 수복하기 위한 혈류의 회복이었던 것입니다.

그것을 약으로 멈추게 하면 치유되는 기회를 잃게 됩니다. 그래서 저는 병의 원인에 도달했고, 또한 치유되는 과정을 멈추게 하는 대증요법의 문제점에 도달했으므로 서양의학의 약점을 정확하게 지적할 수 있는 곳까지 왔습니다.

그러면 동양의학은 어떤 위치에 있을까요. 몸 전체를 생각하거나 정신적 문제를 생각할 때는 절대 필요하지만 반면에, 대증요법의 문제를 지적하거나 병의 성립을 지적하기 위해서는 분석연구가 조금 부족하다는 느낌을 받았습니다.

대증요법만의 치료에서 벗어나야 한다

후나세 : 이 두 가지는 너무나 먼 거리에 있습니다. 서양 의학은 분석과학입니다. 마이크로 현상을 분석합니다. 이에 반하여 동양의학은 종합과학이라고 할 수 있습니다. 심신일여, 즉 마음과 몸을 하나로 파악합니다.

아보 : 그렇습니다. 그 틈새를 어떻게 채워야하는지 생각했을 때, 어느 한쪽의 의학을 생각할 문제가 아닙니다. 서양의학이라도 좋고, 동양의학이라도 좋습니다. 새로운 좋은 분위기의 치료로, 대증요법만의 치료에서 벗어나야 한다고 생각합니다.

후나세 : 현장의 의사들도 고민하고 있지 않습니까?

아보 : 환자들도 힘들겠지만 의사도 행복하지만은 않습니다. 왜냐하면 어렵게 공부해서 의사가 되었는데 그다지 존경도 받지 못하고 있습니다.

기준성 : 의사들은 모두 방향감각을 잃고 있어요.

후나세 : 성실한 의사일수록 고민에 빠져 있습니다. 현대의학의 '항암제, 방사선, 수술'이라는 암의 3대 요법에서 결별하고 대체요법으로 활로를 찾는 의사도 급격하게 늘

어나고 있습니다.

아보 : 그래서 의사에게도 환자에게도 진정한 진료를 제시하고 눈을 뜨게 하는 책이 필요합니다.

《면역혁명》그 후

후나세 : 아보 선생께서는 《면역혁명》이라는 책을 통해서 자율신경계의 네트워크에 대해 명확하고도 알기 쉽게 설명하셨습니다. 면역계^{백혈구} 등와 신경계 그리고 내분비계라는 인체의 3대 정보계가 훌륭하게 짝을 이루고 서로 연결되어 작용하고 있다는 사실을 알았습니다. 이른바 '아보 면역학'에 대해 찬성하는 사람도 있고, 반대하는 사람도 있을 거라고 생각합니다. 반응은 어땠습니까?

아보 : 반대는 오히려 없었습니다. 지금의 의학에서 반대할 만큼 병의 성립이나 의학의 현실을 깊이 생각하는 사람은 없습니다. 개업하고 있는 의사나, 대학병원에서 근무하고 있는 의사나 마냥 바쁘기만 합니다. 일상 진료에 모두 에너지를 쓰느라고 잠시 멈추어서 생각해 볼 여유가

없습니다. 모두가 그래요.

다만 그 책에서 "스테로이드를 사용하지 말라"고 말했더니, 피부과학회에서 반응이 있었습니다. 개인이 아니라 문부성과 학장 앞으로 "스테로이드라는 중요한 약을 무리하게 끊어서 심해진 사람이 있다"는 글이 왔다고 합니다.

이에 문부성도 깜짝 놀라서 "조사위원회를 만들고 사정을 조사할 테니……"라고 답했다고 합니다. 저도 의학부장 앞에 불려가서 변명을 했습니다. 제가 그때 무어라고 했냐 하면 "지나친 말을 해서 미안합니다"라고 했지요(웃음). 일이 커지는 것이 싫어서 "말이 조금 지나쳤습니다"라고 사과했더니, 일주일 후 조사는 끝났습니다.

후나세 : 아보 선생께서는 참 원만한 성격이시네요. 저라면 "뭐야, 이 자식!"하고 싸움이라도 했을 텐데요.

아보 : 싸우면 몸을 망가뜨립니다(웃음).

후나세 : 그렇군요. 저도 그 점은 배워야겠습니다(웃음). 그보다는 찬성하는 사람들이 많이 있었지요.

아보 : 그렇습니다. 의사들도 많이 찬성했습니다. "이제야 눈을 뜬 것 같습니다"라는 표현의 많은 편지를 받았습니다.

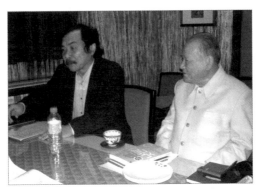

후나세 슌스케 선생(왼쪽)과 기준성 선생(오른쪽) 모습

후나세 : 아보 선생의 면역학이면, '병의 원인·경과·치유의 메커니즘'을 확실하게 알 수 있습니다. 특히 스트레스 등 정신적 원인이 병을 불러일으키는 구조를 잘 알 수 있습니다.

동양의학적 전체 메커니즘의 해설이기 때문에 외국의 연구자들에게도 충격을 주었을 것으로 생각됩니다. 해외로부터의 반응은 없었습니까?

아보 : 영어로 번역한 것이 없느냐는 문의를 간혹 받고 있습니다.《면역혁명》영어판이 있습니다.

연중행사의 노벨의학상 수준으로
평가될 발견이 아니다

후나세 : 흔히 노벨상감이라는 말을 하는데, 그런 말은 듣지 않았습니까.

아보 : 노벨상 중에 생리의학상이 있는데 매년 수상자가 있습니다. 후쿠다 미노루福田稔 선생과 함께 우리가 발견한 것은 500년 혹은 1000년에 한 번의 발견이니 노벨상 정도로는 만족할 수 없지요(웃음). 매년 나오는 상인데……. 그래도 주겠다면 받으러 가야지요(웃음).

후나세 : 하찮은 질문을 해서 죄송합니다(웃음). 일본인에게는 노벨상 신앙이 뿌리 깊게 자리하고 있습니다만 사실 어처구니없는 상입니다. 노벨상도 따지고 보면 결국은 제도권의 입김에 좌우되는 경향이 있습니다.

오키나와沖繩 반환으로, 몇백 억이라는 혈세를 가지고 미국과 뒷돈 거래를 하고 밀약을 맺은 사토 에이사쿠佐藤榮作 수상이 노벨평화상이라니. 더구나 그 전쟁 장사꾼 같은 헨리 키신저Henry Kissinger도 노벨평화상을 받는 등 강대한 정치권력의 조정을 받는 그 정도의 상입니다.

그건 그렇고, 아보 선생의 획기적인 이론을 대학의 의학 현장에서 가르쳐 달라는 말은 없습니까?

아보 : 저는 면역학 수업에서 가르치고 있습니다. 자율신경의 문제와 고혈압 등을 가르치고 있는데, 지금 고혈압증 하나도 원인불명입니다. 고혈압증의 원인은 간단합니다. '흥분해서 혈압이 올라가는 삶을 살고 있다'는 것입니다.

전체 시스템이 병과 관련되어 있다

후나세 : 현대의학에서는 '뭔가 장기臟器가 이상하다'거나, '혈액 성분이 이상하다'거나 구체적인 것을 알 수 없으면 원인불명이라고 합니다. 이것이 분석과학의 함정이지요. 지금은 유전자까지 열심히 주무르고 있는데도 전체의 시스템이 보이지 않고 있습니다.

아보 : 그렇습니다. 예를 들어 자율신경계도 전체의 지배입니다. 백혈구도 전체의 순환입니다. 혈액의 흐름도 마찬가지입니다. 모두 전체 시스템이 병과 관련이 있습니다. 따로따로 떨어져 있다면 병이 되지 않습니다. 안색이 나쁘

면 잇몸의 색도 나쁘듯이 모두 같습니다.

후나세 : 그건 역시 동양의학적입니다. 지금은 전체를 보고 개별적인 것을 본다는 것이 없어졌습니다. 예전의 의사는 먼저 안색을 보았습니다. 그리고 혀와 눈꺼풀 뒤 등을 보고 그 변화로 병의 원인을 찾았습니다. 또한 좋아하는 음식을 묻기도 하고, 최근의 몸 상태를 묻기도 합니다. 생활 전체에서 병의 원인을 찾는 것이 의사의 역량이라고 생각합니다.

그러나 요즘 의사들은 안색 정도가 아니라 말도 제대로 들어주지 않습니다. 진료하는 것은 뢴트겐 사진과 각종 검사 수치입니다. 환자마다 체격이나 성격이 다름에도 단지 수치 하나로 정상과 이상을 나누어서 진단하는 것은 잘못되었다고 생각합니다.

사소한 것까지 까다롭게 따지는 상황에 의사들은 휘둘리고 있습니다. 신체의 정보계도 마찬가지입니다. 저처럼 전문가가 아닌 사람의 생각으로도, 신경계와 면역계가 제휴한다는 것은 당연한 일이라고 생각합니다. 이런 발상이 의학계에는 찾아보기 힘듭니다.

아보 : "백혈구의 분포가 자율신경의 지배로 변화한다"

라는 것은, 실은 제가 발견한 것이 아닙니다. 저의 대학시절 은사인 사토 아키라佐藤章 선생께서 전쟁 중에 발견한 법칙입니다.

아직 항생물질이 들어오지 않던 시절이라, 감염증에 걸리면 외부로부터의 영향을 전혀 받지 않고 그대로 몸이 반응합니다. 그래서 세균이 들어오면 과립구가 증가해서 맥이 증가합니다.

바이러스 감염증은 특히 초기 단계에서, 임파구가 증가해서 맥이 느리게 뛰는 서맥이 생긴다는 그 관련성을 찾아낸 내과 선생이 있었습니다. 또 감염증으로 과립구가 증가하는 것만이 아니라 무리한 삶을 살아도 과립구가 증가해서 그것이 스트레스가 되고 위궤양이 된다는 이론을, 지금부터 60년 전에 한 선생이 발표했습니다.

후나세 : 위궤양은 위산이 너무 많이 분비되어서 걸린다고 항간에서 말하는데요. 자신의 소화액이 위장을 녹인다고 합니다.

아보 : 아닙니다. 위산은 오히려 소화액과 함께 나오기 때문에 이완된 상태일 때 가장 많이 나옵니다. 위궤양인 사람은 오히려 위산 분비가 억제되고 있습니다. 그래서 위

산에 관한 설은 아무래도 모순이 많다고 생각합니다.

후나세 : 그렇다면 스
트레스 때문에 과립구
가 증가하고, 그것이
'위벽을 망가뜨린다'는
일이 일어나고 있군요.

아보 : 그렇습니다. 그
래서 스트레스가 있을

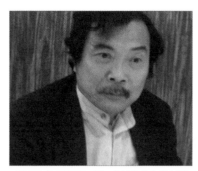

예리하게 지적하고 있는 후나세 슌스케 선생

때는 미란성麋爛性 위염이 생깁니다. 과립구의 반응으로 생
긴 고름은 한 곳에 모아져서 배제되기 때문에 그것이 점
막에서 일어났을 때는 핀홀의 궤양이 됩니다. 이런 것도
이미 60년 전에 알려준 사람이 있습니다.

그런데 이 이론이 완성되자마자 항생물질이 들어왔습니
다. 항생물질로 세균을 죽이면 만사 해결이 되므로, 이 이
론에 대한 관심이 옅어졌습니다. 이어서 스테로이드가 나
왔습니다. 그리고 항암제가 등장했지요.

그 생명이론사토 아키라 선생의 생물학적 이진법이 나왔을 때, 지금
의 엄청난 파워의 현대의학이 나오기 시작했습니다. 모두
최근 60년의 역사입니다.

암 치료의 허와 실

의사와 약과 패스트푸드를 당장 끊어라

후나세 : 제가 최근에 읽은 책 가운데 케빈 트루더가 쓴 《병나지 않은 사람은 알고 있다》라는 책이 있는데, 미국에서 900만 부 이상 팔렸다고 합니다. 아보 선생께서는 이 책을 알고 계십니까?

아보 : 네, 저도 읽었습니다.

후나세 : 이 책은 우리가 평소 말한 것들을 말하고 있습니다. 의사와 약과 패스트푸드를 지금 바로 끊어야 한다고 말하고 있지요.

기준성 : 저자는 의사입니까?

후나세 : 그는 환자인데, 현대의료 때문에 죽을 뻔한 사람입니다. 그래서 '이건 잘못되었다'라고 생각하고 집필한 모양입니다. 환자 중에서 '살아남은' 사람이지요.

미국과 일본의 차이 – 장시간 근무

아보 : 제가 그 책을 전부 읽어본 이유는 저의 주장과 어디가 다른지 알고 싶었기 때문입니다. 역시 일본인의 감각과는 다른 점이 있었습니다.

그것이 무엇인가 하면, 일본인이 몸을 망가뜨리는 가장 큰 이유는 '장시간 근무'입니다.

그러나 그 책 속에는 그것에 대한 언급이 한마디도 없었습니다. 그건 일본인이 처한 힘든 환경과 미국 환경과의 차이인지도 모릅니다. 미국인으로부터 '장시간 근무'라는 말을 들어본 적이 없습니다.

저는 미국에서 5년간 살았는데, 모두 퇴근시간인 오후 5시가 되면 돌아가 버립니다. 아침 8시경부터 일을 하고 5시가 되면 정확하게 그만둡니다. 저처럼 밤 9시나 10시까지 연구하고 있으면 "뭐하는 거냐. 뭔가 잘못되었느냐"라는 질문을 합니다(웃음).

그러니 일본인의 감각과 너무도 다르다고 생각합니다. 일본인이 병에 걸리는 이유는 무리해서 일을 많이 하기 때문입니다.

그 책에는 한마디도 그런 글귀가 없었습니다. 그래서 일본인에게는 잘 맞지 않습니다.

편집부 : 미국인에게만 해당되는 내용이군요. 미국인들은 엄청난 것들을 많이 먹고 있습니다. 정말 심합니다. 온통 고기뿐이고, 기름뿐입니다.

아보 : 미국의 문제점은 먹거리에 있습니다.

편집부 : 일본인이 병에 걸리는 가장 큰 원인은 장시간 노동과 관련되어 있습니까?

아보 : 그렇습니다. 암에 걸린 사람들은 모두 너무 일을 많이 합니다. 아버지가 밤 9시, 10시에 돌아와서 아이와 놀아주지 않아도 용서를 받는 사회입니다.

후나세 : 가와다케 후미오川竹文夫 씨도, 데라야마 신이치 오寺山心一翁 씨도, 곤도 마치코近藤町子 씨도, 에몬 유우코繪門裕子 씨도 모두 암에 걸리기 전에는 너무나 열심히 일을 했

습니다. 일본어의 '가로시過勞死'가 영어가 될 정도입니다. 지금과 같은 격차사회에서는 더욱 심해질 것입니다. 워킹 푸어working poor라고 해서, 일을 해도 먹고살기 힘든 현실입니다.

편집부 : 일본 어린이들은 핸드폰이 없으면 왕따가 된다고 합니다. 제 아이는 지금 미국에 있는데, 일본 사회는 인간관계에 많은 신경을 써야 하지만 미국에는 이런 스트레스가 없다고 합니다. 그것이 편하다고 하더군요.

아보 : 편했지요(웃음).

편집부 : 이러한 것이 그 책에서 놓치고 있는 일본과 미국의 차이라고 생각합니다.

업종과 암사망률

후나세 : 일본 웃음학회의 부회장인 노보리 미키오昇幹夫 선생은 다음과 같은 보고를 했습니다. 암사망률을 업종별로 조사하니 '매스컴 관계자'가 1위였다고 합니다. 2.63배나 된다는 것입니다.

두 번째는 '택시기사'로 2.47배입니다. 그들은 밤낮이 없는 불규칙한 노동을 하지요. 세 번째가 '금융·증권'으로 2.34배입니다.

편집부 : 택시기사는 정말 힘듭니다. 그것이야말로 워킹 푸어입니다. 매스컴은 받을 만큼 받으니 괜찮지 않습니까.

아보 : 매스컴도 불쌍합니다. 늘 마감에 쫓깁니다. 어렵게 작품을 하나 만들고 나면 바로 다른 작품에 들어갑니다. 한 달 정도는 휴식을 가져야 하는데 말입니다(웃음).

편집부 : 저는 다른 매스컴 관계자와 달리 자유로운 삶을 살고 있습니다. 스트레스가 없습니다(웃음).

후나세 : 큰 회사에 다니는 사람들에게는 해서는 안 되는 말이 있고, 금기사항이 많습니다. 제가 잘 알고 있는 여성 주간지의 프리 저널리스트가 말하는데, 대개 모두 50세 전후에 죽는다고 합니다. 그리고 NEC일본전기주식회사에서 일하는 지인이 있는데, NEC 그룹의 전사원의 평균수명은 67세라고 합니다. 과로와 스트레스와 인간관계 때문일 것입니다. NHK 직원의 평균수명은 60세가 안 된다는 말을 듣고 놀랐습니다.

암의 요인

편집부 : 오래 전입니다만, 도쿄東京 대학의 구로키 도시오黑木登志夫 씨가 암 발생의 구조는 지역이나 사회 구성에 따라 전혀 다르다고 말했습니다.

이를테면 중국의 어느 지역에는 이런 암이 많다거나, 오스트레일리아의 퀸즈랜드주에 가면 피부암이 상당히 많다거나, 인간을 둘러싼 환경에 따라 암 패턴이 다르다는 것인데 대단히 흥미로운 말이었습니다.

그런데 거기에도 지금 이야기한 '장시간 노동'이 암의 원인이 된다는 이야기는 전혀 없습니다. 먹을거리와 자연환경이 중심입니다.

아보 : 결국 일본인에게 "일한다는 것은 나쁘다"고 말할 수 없었군요. 제가 말하기 전까지 말입니다.

후나세 : 그렇습니다. 주변을 편하게 한다는 것으로, 미덕이라 여겨졌겠죠.

편집부 : 직장에서 심장질환이나 뇌질환은 과로사의 원인으로 인정받습니다. 그러나 암에 걸렸다고 해도, 과로가 원인이었다고 해도 과로사로 인정받지는 못합니다.

아보 : 그것이 빠져 있었군요.

후나세 : 교감신경 긴장형으로 항상 긴장하고, 요컨대 쉬지 못한다는 것이군요.

아보 : 일본인은 철야 근무가 당연한 일이라고 생각하는 삶을 살고 있습니다. 금융기관의 경우 노르마norma : 할당된 노동의 기준량가 문제입니다. 얼마 전 은행에서 강연을 했는데, "장시간 노동이 가장 나쁘다고 하지만, 그래도 그런 말은 못하지요"라고 말하더군요(웃음).

자연과 인간의 자연치유력

아보 : 병은 치유됩니다. 자연치유력이지요. 자연치유력은 자연의 폭풍우와 같습니다. 상처가 작으면 모르는 사이에 치유됩니다. 상처가 중간 정도이면 많이 아픈 다음 치유됩니다. 상처가 너무 심하면 치유되는 반응으로 내 몸이 죽음을 맞이할 정도의 증상이 나타납니다. 그래서 몸이란 자연과 같습니다.

태풍이 와서 사람이 죽는 것과 마찬가지로, 치유되는 반사로 열을 내고 죽습니다. 큰 화상이나 큰 상처가 그렇습니다. 중간이면 참거나 약을 먹습니다. 더 약하면 모르고 지나가기도 합니다. 자연과 마찬가지입니

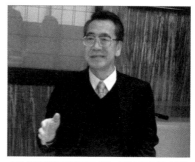
자신의 견해를 밝히고 있는 아보 도오루 선생

다. '평온할 때', '폭풍우가 칠 때', '위기일 때' 우리 몸에서도 이와 같은 일이 일어납니다. 이것이 자연치유력입니다.

자연치유력이란 단순히 치유된다고 생각하는 것은 아닙니다. 지구의 폭풍우나 평온과 같은 것입니다. 그래서 끝으로는 죽을 수밖에 없는 것인지도 모릅니다. 따라서 암으로 아플 때도 치유되기 위한 과정이라고 생각해야 합니다.

후나세 : 그렇게 생각하면 아픔도 참을 수 있습니다. 알지 못하면 공포감 때문에 스트레스가 됩니다.

아보 : 너무 아플 때는 이제까지 너무 가혹하게 살았기 때문에 그런 병이 생긴 것이고, 치유되기 위한 반응이라고 생각해야 합니다. 원래 말기암의 심한 통증은 항암제에 따른 조직파괴 때문입니다. 실제로 치유된 사람에게

들어보면, 통증 때문에 하루에 12시간 욕탕에 들어갔다고 합니다.

후나세 : 저도 그런 말을 들은 적이 있습니다. 아픔을 이기기 위한 방법이지요. 탕 속에 들어가 있는 동안은 아픔이 조금 덜하기 때문입니다.

붓기, 열, 통증은 치유를 위한 과정

편집부 : 통증, 그 자체가 불안합니다.

아보 : 붓기, 열, 통증은 치유되기 위한 과정입니다. 우리 몸을 망가뜨릴 정도의 열이 나올 수도 있습니다. 그래서 이것을 멈추게 하지 않으면 죽음에 이르기까지 합니다. 통증 그 자체는 치유의 국면입니다.

후나세 : 그렇게 생각하니 마음이 편해집니다.

아보 : 극복할 힘이 있습니다. 실제로 의사 중에서 힘들 때 불경을 읊는 사람도 있습니다.

후나세 : 종교란 의학적이기도 하고 과학적이기도 합니다. 그리고 견디는 힘은 면역력을 키워줍니다.

아보 : 현재 '완화의료'라는 것이 있는데, 그 이름은 아름답지만 포기하는 치료입니다. 스테로이드나 마약, 그 외에도 많은 종류가 있습니다. 완화되는 것처럼 보이지만 치유하는 것을 포기하는 것이므로, 진정한 의미의 완화인지는 알 수가 없습니다.

마약이 왜 금지되었는가 하면, 마약을 먹으면 마르고 노인처럼 됩니다. 교감신경 긴장의 한계상태까지 가는 것입니다. 그 증거로 마약의 가장 큰 증상은 변비입니다. 정말 심한 변비이지요.

후나세 : 신경이 움직이지 않게 되고, 연동운동도 할 수 없을 정도로 딱딱해지는군요.

아보 : 네, 부교감신경이 완전히 멈추어버립니다. 어떤 설사약을 써도 힘듭니다. 마약의 변비란 정말 심합니다. 생각하는 힘도, 통증을 느끼는 힘도 없어지게 되지요. 통증이 완화된다기보다는 통증을 느끼는 힘조차 없다고 하는 것이 옳은 표현입니다. 그래서 모두 흐리멍덩해지고 의사소통이 잘 이루어지지 않습니다.

빨리 포기하는 세계가 마련되어, 아직 통증이 없는 사람에게도 예방이라는 차원에서 마약을 주고 있습니다.

마약 투여는 완화적 학살요법

후나세 : 무슨 예방입니까? 통증은 원래 낫기 위한 단계입니다. 그것을 멈추게 하면 치유되지 않습니다.

아보 : 통증이 나타나지 않도록, 그것도 게이오慶應 병원을 비롯한 큰 병원에서 하고 있습니다.

후나세 : 사람에게 친절한 의료라는 것인가요?

아보 : 그렇습니다. 지나치면 그렇게 되는 것입니다.

후나세 : 그렇게 되면 병원은 마치 마약 소굴처럼 되어서 결국 변비로 죽어가는 것이군요. 말이 심할지는 모르지만 '완화적 학살요법'이라고 할 수 있을 것 같습니다.

기준성 : 항암제를 사용해도 변비가 되는군요.

아보 : 어떤 약이 정체를 가지고 오는가 하면, 역시 항암제가 가장 정체를 가져옵니다.

그래서 저체온이 되고 안색이 나빠지고 혈류가 두절되어 머리카락이 나지 않고 탈모가 됩니다. 이것은 저체온 때문입니다.

후나세 : 그렇습니까. 혈류장애를 일으켜서…….

아보 : 네, 교감신경 긴장에 따른 혈류장애입니다.

후나세 : 그렇다면 암세포가 너무 좋아하겠네요. '냉기'야 말로 암세포에게는 폭발적 증식의 기회이잖습니까. 게다가 암환자에게 좋다고 생각되는 통증완화의 모르핀 투여는 사형선고와 같은 것이군요. 결코 살 수 없는, 죽는다는 것을 알면서도 의사는 주사하고……

아보 : 그래서 항암제로 암이 성장세포와 함께 다소 작아 졌다고 해도 그 후에 폭발적으로 증식합니다.

스트레스가 심할수록 암은 급격하게 커진다

후나세 : 조기 고형암의 경우 6~7년은 그다지 변하지 않는다는 것이, 의사의 '숨겨진 상식'이라고 하는데 사실입니까?

아보 : 암이라는 것은 반년마다 검사해도 걸리는 사람은 걸립니다. 프로야구의 오 사다하루王貞治 감독이 그렇습니다. 암은 스트레스가 적을 때 발생하면 진행이 느리지만, 스트레스가 크면 단 3개월이라도 커집니다. 그것을 이해 해야 합니다.

그래서 급격하게 치유되기도 하고 갑자기 악화하기도 합니다. 모두 진리입니다. 수학 계산처럼 정해진 만큼 커지는 것이 아닙니다. 그래서 반년 전에 검사했을 때는 발견되지 않았지만 갑자기 폭발적으로 증가할 수도 있고, 반내로 작은 것이 생겼다가 사라지기도 합니다. 그것도 스트레스에 따릅니다.

암에 걸린 사람도 자연히 치료되는 이른바 '암 흉내내기'가 있습니다. 병리학자가 '있다', '없다'고 말할 수 있는 것이 아닙니다. 나타났다가 사라졌다가 하는 것이 암입니다. 또한 정말 힘든 일을 당하면 한 달 만에도 폭발적으로 증가합니다.

후나세 : 간혹 교통사고로 사망한 사람을 해부했더니 암이 발견되었다는 이야기를 듣습니다.

아보 : 노인이 특히 그렇습니다. 그래서 일흔 정도의 나이가 된 충분히 산 사람이 암 검사를 한다는 것은 의미가 없는 일입니다. 더욱이 수술 같은 것은 말이 안 되지요.

후나세 : 92세의 할머니에게서 암이 발견되어 잘라냈더니 돌아가셨다는 이야기도 있습니다.

아보 : 나이를 많이 먹으면 어느정도 인생의 달인이 되는

것이니 일부러 검사할 필요가 없습니다. 암이라는 것에 구애받지 말고, 있든 없든 상관이 없다고 말할 수 있는 노인이 되어야 합니다. 살다가 조금 무리한 일이 있다면 몸을 조심하면 됩니다.

만약 "노인일수록 열심히 조기발견, 조기치료를 해야 합니다. 암 검사를 할까요?"라는 말을 의사로부터 듣는다면 "충분히 살 만큼 살았으니 괜찮습니다"라고 말을 해야 합니다.

조기발견, 조기치료에서 도망가라

후나세 : 조기발견, 조기치료라는 캠페인을 하고 있습니다만 이건 잘못된 일입니까?

아보 : 정말 진단을 제대로 하면 "모든 사람에게서 암을 발견할 수 있다"고 말하는 의사도 있습니다. 그러니 정밀검사 진단 실력이 뛰어난 의사가 있다면 도망가야 합니다 (웃음). 위험하니까요.

편집부 : 학생 때입니다. 측정 정밀도가 올라가면 학문체

계가 무너진다는 말을 들었습니다. 즉, 어느 정도의 정밀도 속에서 이론이 성립되는데, 너무 섬세해지면 무엇이나 다 발견되기 때문입니다. 모두가 암환자가 된다는 것은 그런 이야기인 것 같습니다.

아보 : 이를테면 혈액을 가지고 와서 탄산가스를 불어넣고 적절한 가스 농도로 혈액을 배양해둡니다. 우리는 EB 바이러스에 100% 가깝게 감염되어 있기 때문에, 이렇게 하면 한 달 후에는 반드시 B세포가 암이 되어 증식을 시작합니다.

후나세 : 암세포가 증식을 시작합니까? 전원?

아보 : 그렇습니다.

후나세 : 그렇다면 우리 모두 암환자가 아닌가요? 이것을 보고 "암이 발견되었습니다"라고 합니까? 심하군요. 누구나 덫에 걸리게 되므로 병원에는 가면 안 되겠군요.

아보 : 우리의 몸속에는 항상 바이러스가 있고, 그것으로부터 지켜주는 세포에서 해방되면 암은 자연히 발생하는 힘을 가집니다.

암이란 원래 도수가 센 알코올을 마시는 지역 사람들에게 식도암이 많다거나, 피부가 약한 백인종이 자외선이 강한 곳으로 가면 피부암이 된다고 합니다. 이렇게 직접적으로 강한 자극이 있을 때 세포가 망가지고, 재생을 촉진하기보다는 암이 발생하게 됩니다.

그런데 이런 계기보다도 오히려 몸에 살아 있는 바이러스가 세포를 자극하거나 혹은 스스로 무리해서 과립구가 증가하고 활성산소가 증가해서 암이 되는 일이 일상적입니다.

그래서 우리는 적당히 살아야 합니다. 너무 진지하여도 안 되고, 너무 허황하여도 안 됩니다.

후나세 : 아보 선생님의 말씀대로 무리하지 말고, 헛된 짓 하지 말고 살아야겠습니다.

아보 : 저는 간혹 간호사를 대상으로 강연합니다. 그 사람들은 야근을 하기 때문에 병에 걸리는 사람이 많습니다. 그래서 마지막으로 항상 말합니다. 당신들처럼 일상적으로 야근을 하는 사람은, 야근을 할 때는 조금 졸아도 된다는 마음으로 하라고 합니다. 세 번에 한 번 정도는 환자가 불러도 대답하지 말라고 합니다.

그 정도로 내 몸을 지키지 않으면 야근은 무서운 것입니다. 실제로 간호사 중에 병에 걸린 사람을 보면 헌신적인 사람이 많습니다. 그러니 호출 벨소리가 들려도 한 번 정도는 무시하라고 말합니다.

한국의 암 치료

기준성 : 항암제가 나올 만큼 현대의학은 진퇴유곡에 빠졌습니다. 저는 후나세 선생의 《항암제로 살해당하다》라는 책을 한국에 소개한 것이 계기가 되어서, 이렇게 훌륭한 선생들과 알게 되었습니다. 한국의 암 사정에 대해서 조금 이야기하겠습니다.

《항암제로 살해당하다》는 발매 5개월 만에 한국에서 5,000~6,000부 팔렸습니다. 반응이 대단했습니다. 그 책을 읽은 사람들은 처음 듣는 정보였기 때문에 깜짝 놀랐습니다.

한국은 지금 대학병원과 종합병원, 그리고 병상 1,200개 이상의 거대 병원이 많이 들어서고 있습니다. 이런 대형병원들은 모두 암환자들로 가득한데, 거기서는 암이 낫지 않습니다. 그런 사람들이 그 책을 읽고 "이런 내막이 있었구나” 하면서 저를 찾아왔습니다.

저와 모리시타 게이이치森下敬一 선생의 공저인《암 두렵지 않다》《우리가 몰랐던 암 치료하는 면역 습관》의 전 제목)라는 책은 30년 동안에 15만 부나 보급되었습니다. 그러니 그 모든 사람들을 합해서, 약 2만 명의 사람이 저를 찾아왔습니다. 그래서 한국에서《항암제로 살해당하다》를 출간할 때 10만 부 이상은 찍으라고 했지요(웃음).

앞으로 독자가 더 많아질 것으로 생각합니다. 환자와 병원 이용자들에게 알리면, 이것은 큰 변혁의 계기가 될 것입니다.

체세포를 바꾸어 넣는 '100일 수련 코스'

편집부 : 한국에서는 이제까지 항암제에 관한 비판이 없었습니까?

기준성 : 네, 별로 언급이 없습니다. 있어도 의사들은 말하지 않지요.

후나세 : 한국에서의 암 치료도 일본과 마찬가지로 항암

제, 방사선, 수술 같은 통상요법이 판을 치고 있겠지요?

기준성 : 그렇습니다. 그래서 한국도 역시 대형병원이 많이 세워지고 있습니다. 저 자신에 대해서 말하자면, 암환자들을 이해하고 '자신의 면역력을 어떻게 활

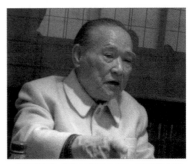

자연요법에 대해 설명하고 있는 기준성 선생

성화할 것인가'를 중심으로 지도하고 있습니다. 그래서 '100일 수련 코스'라는 것을 만들었지요.

대개 100일을 체세포가 완전히 바뀌는, 인체 신진대사에 있어서 한 번의 순환 사이클로 봅니다. 더 확실히 하자면 6개월은 걸리지만 그 최단축 코스로 100일을 잡았습니다. 참고적으로 한국에서는 아이가 태어나면 대개 100일 잔치를 중요시합니다. 100일간은 온갖 정성을 기울여 보살펴야 하는 기간이지요.

100일 수련 코스에서는 현미·채식을 위주로 하는 자연식과 부항으로 하는 물리적인 정혈요법 등을 실시합니다. 정혈, 즉 피를 깨끗이 하는 것은 대개 한 달이면 됩니다.

그런데 체세포를 바꾸는 일은 3개월, 뼈까지 바꾸는 환골탈태를 하려면 3년 정도 걸립니다.

최근의 한 사례를 말씀드리자면, 서울의 어느 대학병원의 임상검사 과장이 대장암 진단을 받았습니다. 그는 병원 간부이기 때문에 여러 가지 특전이 있어서 수술 후에 저렴한 비용으로 항암제를 13번 투여했는데 상태가 더욱 악화되었습니다.

그런 중에 《암 두렵지 않다》와 《항암제로 살해당하다》라는 책을 보고 저를 찾아왔습니다. 그는 병원 치료를 중단하고 자연요법을 하면서 상태가 상당히 호전되었습니다. 그리고 아보 선생께서 책에서 말한 대로 몸을 따뜻하게 하는 온열요법을 실시하여 매우 좋아지고 있습니다.

후나세 : 구체적으로 어떻게 따뜻하게 했습니까?

기준성 : 주열기라는 온열요법 기구가 있습니다만 이것이 없을 때는 전기다리미를 이용하라고 했습니다. 실은 '다리미요법'이라는 것도 있습니다. 전기다리미에 두꺼운 양말을 씌우고서 환부에 대는 것입니다.

후나세 : 좋은 아이디어네요! 암세포도 39℃가 넘으면 죽습니다. 돈도 필요 없고, 누구나 어디에서라도 할 수 있겠

습니다. 가정에서는 가족이 환자의 환부에 대어주면 좋겠습니다. 일본에도 소개되기를 바랍니다.

기준성 : 그냥 그렇게만 하면 환부에 열이 전달되지 않을 수도 있으므로 원적외선도 이용합니다. 그 다음은 '웃음요법'입니다. 웃을 일을 찾아서, 웃을 일이 없으면 억지로라도 무조건 웃게 합니다. 매일 웃는 연습을 합니다. 그리고 부정적인 사고를 긍정적인 사고로 바꿔 암세포를 적이 아닌 친구로 생각하면서 고맙게 영접하라고 말합니다.

암세포를 아미타불처럼 생각하라

기준성 : 현대의학은 암세포를 내 몸 안에 침입한 괴물같이 여기며 철저히 소탕한다는 입장입니다. 그러나 암세포는 체내의 건강한 체세포보다 더 약한 세포이므로 마음먹기에 따라 얼마든지 통제할 수 있습니다.

자신의 몸에 들어온 암세포를 아미타불이나 수호천사라고 생각하면 두렵지도 않고 친근감을 가질 수 있습니다. 암세포를 자신의 적으로 삼지 않고 우군으로 대한다면 다

루기 쉽다고 생각합니다. 실제로 이런 방법으로 기적적으로 암 종양을 자연퇴축한 사례가 많이 있습니다.

그동안 자연치유를 경험하기 위해 찾아온 많은 사람들이 있었는데, 돈이 많은 사람이나 권력자는 치유하기가 힘듭니다. 저의 말을 듣지 않기 때문이지요. 그러나 서민들은 잘 낫습니다. 자연치유력의 활성에 의해서 아보 선생께서 말씀하시는 면역력의 승리인 것이지요. 아보 선생이나 후나세 선생의 책은 세계적으로 암투병에 큰 역할을 하고 있다고 생각합니다.

후나세 : 기 선생께서는 한국에서 암 '대체요법의 대부'라 할 수 있습니다. 이제까지 몇 명이나 치료하셨습니까?

기준성 : 자연요법으로 치유하는 방법을 지도해온 지 30년 정도되었으니, 아마 몇만 명은 될 것입니다. 그동안 헤아릴 수 없을 만큼 수많은 사람들이 저를 찾아왔는데, 이번에 아보 선생의 책을 한국에 소개하면 더 많은 사람들이 찾아올 것입니다.

이제 나도 나이가 많아 계속 현역으로 활동하기는 힘듭니다만, 그래도 '자신의 병은 스스로 고친다'는 정혈, 정장, 온열요법 같은 것을 사람들에게 계속 권할 생각입니다.

그건 그렇고 지금의 현대문명, 즉 서구물질문명은 '생명의 문명'이 아닙니다. 자연을 수탈·파괴하는 죽임의 문명이지요.

후나세 : 그렇습니다. 생명을 죽이는 문명입니다.

기준성 : 그러니 그것을 바로잡기 위해서 동양적 생명관과 우주관을 소중히 여겨야 한다고 생각합니다. 인간도 우주의, 자연의 일부이기 때문입니다. 자연을 정복과 수탈의 대상으로만 삼고 발달해온 육식민족의 서구산업문명은 이제 종언이 가까이 오고 있습니다.

후나세 : 한국 의학계에서는 각성의 조짐이 있습니까?

기준성 : 제도권은 어디나 마찬가지지만 특권에 안주하려는 기득권의 의료시스템은 언제나 보수적이며 완고하지요. 서울대학이나 명문대학일수록 더욱 그러하고 배타적이고 독선적이지요.

한 가지 반가운 일은 지금 법원의 현직 부장판사가 현대의학으로는 안 된다는 자각에서 '민중의술 살리기 운동'을 전개하고 있어 신의학을 바라는 시민들이 많이 호응하고 있습니다.

재생의료, 장기이식의 위험성

편집부 : 한국에서는 서울대학의 황우석 교수가 인간 ES 세포주^{배아줄기세포주}를 클론배아에서 만들었다는 데이터를 날조한 문제가 있었습니다.

기준성 : 명색이 국가의 최고 연구기관에서 그런 엉터리가 판을 치니 참으로 한심합니다. 현대과학이 아무리 발달한다 해도 사람이 해서는 안 되는 일이 있습니다. 먼저 유전자 조작입니다. 미국에서 세계의 농산물시장에 내놓는 밀, 옥수수, 콩, 기타 곡물들은 대부분이 유전자 조작 농산물입니다. 다음은 장기이식, 생명복제 등이지요. 인간의 줄기세포를 동물의 장기에 이식 배양한다는 것은 생명에 대한 모독입니다.

아보 : 재생의학이군요. 재생의학과 클론_{clone}은 결국 인간의 몸을 기계로 생각합니다. 재생의학이나 ES세포 ^{embryonic stem cell : 배아줄기세포}는 근본적으로 잘못된 것이라고 생각합니다. 연구한다는 자체가 잘못된 것입니다.

기준성 : 인간의 몸을 기계의 부품과 같이 갈아끼우고 짜맞추어서 하나의 완성된 기계를 만드는 것과 같은 생각입

니다.

편집부 : 줄기세포를 가지고 있다가 필요할 때 쓰자는 것이지요. 장기이식을 생각하는 현상은 역시 병에 걸리는 이유를 '간이 나쁘기 때문에' 혹은 '장기 그 자체가 나쁘다'는 생각을 하기 때문입니다. 생명을 통일된 전체로 보지 않고 각 부분을 맞추어서 정밀기계처럼 조립한다는 생각이지요.

기준성 : 그래서 지금 그 줄기세포도 인간의 것이 아니라 동물의 장기에 이식 배양해서 대량 생산하려고 합니다. 인간으로서 해서는 안 되는 일이죠. 인간 영성의 타락입니다.

아보 : 일본 과학연구비라는 것도 본래 해서는 안 되는 일에 대부분 쓰고 있습니다.

후나세 : 그렇습니다. 암 방사선 치료 중 중입자선에 의한 치료는 장치가 기겁할 만큼 거대하고 제작 비용도 엄청납니다. 그래서 한 번의 치료비도 10만 엔에서 100만 엔까지 합니다. 막대한 비용을 들이는 것은 그만큼 벌 수 있기 때문입니다. 환자는 '큰돈을 지불했으니 치유된다'는 착각을 합니다.

아보 : 암세포를 물리적으로, 화학적으로 두드리는 것입

니다. 그것은 인간의 몸을 뒤바꾸는 학문입니다. 이런 연구에는 놀랄 만큼의 막대한 돈을 들이고 있습니다. 그런데 열심히 지금의 일본을 지탱하는 연구를 해온 사람에게는 아무도 지원하지 않아서, 이제는 기초연구를 하는 사람이 없어지고 있습니다.

기준성 : 의학의 예산도 첨단의료에 모두 빼앗기고 있군요. 큰 병원일수록 과진료, 과검사, 과수술, 과투약으로 의료수가를 부풀려 국가의 의료비 예산만 축내고 있어요. 그들은 환자가 비용을 들이지 않고 쉽게 낫는 것을 원치 않고 질병을 고질화시켜 장기진료로 끌고 가고 있습니다. 환자를 먹잇감으로 하는 병원만 살찌는 것이지요.

아보 : 그렇습니다. 다시 좀 전의 이야기로 돌아갑니다만, 장기이식의학은 위험한 의학입니다. 월간지 《시오》 2005년 2월호에 간이식을 한 사람의 수기가 실렸는데 '너무나 기다렸던 간이식인데, 이 괴로움은 무엇인가'라는 제목이었습니다.

후나세 : 이식하게 되면 평생 면역억제제를 사용해야만 합니다.

아보 : 그렇습니다. 정말 괴로워서 견딜 수가 없었던 모

양입니다. 지금처럼 신장이식 분야가 넓어져도 신장을 받는 사람은 아무래도 부인이나 자식입니다. 그렇게 되면 가족이 많은 부담을 느끼게 됩니다. 그래서 먼저 가족의 붕괴가 일어날 가능성이 있습니다.

편집부 : 제공하지 않아도 부담이 됩니다.

아보 : 신장은 두 개 있으니 하나쯤 없어도 된다고 생각하지만 그렇지 않습니다. 건강한 사람도 신장을 하나 떼어내면 떼어낸 쪽이 심한 '냉기'를 느낍니다. 그래서 몸의 좌우가 따로따로 놉니다. 신체의 조화가 깨지는 것이지요. 그런데 이런 설명은 전혀 하지 않습니다.

기준성 : 인간은 아메바 상태에서 인간이 되기까지 38억 년 걸렸다고 하는데 뭔가 하나 유전자의 결손이 있었다면 지금의 인간은 만들어지지 않았을 것입니다. 그러나 지금의 과학과 의학이 진보해서 인간의 유전자를 조작하게 되면 앞으로의 인간은 어떤 괴물이 될지 모릅니다. 그로 인해 가공할 새로운 인류가 출현할까 두렵습니다.

아보 : 어떤 의미에서 지금의 우리는 의미 있는 시대에 직면하고 있는지도 모릅니다. 노도怒濤와 같은 물질문명, 과학문명을 만났기 때문입니다. 오히려 더 자연의 섭리를

가지고 수수께끼를 풀 수 있는 재미있는 시대입니다. 그래서 이제부터가 기대됩니다(웃음).

후나세 : 적은 막다른 길에 돌입했습니다. 암 치료도 항암제도 대실패이고, 방사선은 그것보다 더 무섭습니다. 수술도 어처구니없다는 사실이 탄로 났습니다. 97%가 잠자는 유전자라면 '유전자 병인설'도 성립하지 않습니다.

한편 '온열'이나 '웃음', '영양' 등의 자연요법은 큰 성과를 올리고 있습니다. 치유되지 않는 암도 소멸하고 있기 때문입니다.

아보 : 그래서 반론도 나오지 않습니다. 할 수가 없지요.

후나세 : 저도 항암제에 대해서 그토록 많은 글을 썼는데, 제약회사 어디에서도 아무 말을 하지 않습니다. 이상합니다. 세계 최대의 화이자사 등 그들이 공표한 '의약품 첨부문서'를 가지고 비판하고 있으니 그들은 반론할 수도 없을 것입니다.

화이자사가 내놓은 항암제에 관한 의약품 첨부문서에는 부작용이 수십 가지를 열거해도 다 나열하지 못할 정도로 많았습니다. 그런데 중요한 '효능'은 단 한 줄도 없습니다. 즉, 효능은 없고 독성작용만 있습니다. 그들도 항암제는 단순한 맹독물이라는 것을 공식문서에서 인정하고 있습니다. 그것을 세계의 수십만 명에게 투여하고 있다니 심한 분노를 느낍니다.

장조혈과 골수조혈 – 생명의 신비

기준성 : 모리시타 게이이치森下敬一 선생이 주장하는 '장조혈설'과 지금 현대의학의 정설이 되고 있는 '골수조혈설'에 대해서 아보 선생의 말씀을 듣고 싶습니다.

아보 : 조혈造血이라고 하는 것은 동물에 따라서 모두 다릅니다. 먼저 조혈로 가장 오래된 것은 신장이나 간장입니다. 인간의 태아는 간장조혈입니다. 간장에서 적혈구를 만들지요. 그리고 태어나면서부터는 지방만 만들던 골수가 갑자기 지방을 만들지 않고 적혈구를 만들기 시작합니다. 그것을 만들기 시작하는 계기는, 인간이 폐호흡을 시작하면 그 산소 스트레스가 자극이 되어서 만들기 시작한다는 것을 알았습니다.

후나세 : 그렇다면 "응애"하고 우는 순간에……

아보 : 그렇습니다. 보통은 골수의 조혈이 진화한다고 생각했습니다. 혈액 교과서를 보면 난소에서 조혈의 시기, 간장의 시기, 골수의 시기가 모두 겹쳐지는 것으로 기록하고 있습니다.

그런데 그렇지 않고 폐호흡의 산소 스트레스로 시작하는 것입니다. 그 진한 산소를 처리하기 위해서 태아형胎兒型 적혈구가 만들어집니다.

태아는 간장에서 전부 조혈하고 있습니다만, 간장은 장에서 진화했으므로 장조혈이라고 해도 됩니다. 그것이 산소 스트레스로 망가지고 일주일 후에 신생아 황달이 오는 수수께끼입니다. 그래서 1,000g이나 1,200g으로 태어나도 폐호흡을 개시하면 골수조혈을 시작합니다. 이런 발견을 했습니다.

후나세 : 요컨대 그때까지 태아는 양수 속에서 수생동물이군요.

아보 : 그때까지는 계속 간장조혈이지요. 생물이 상륙한 것은 3억 6000년 전입니다만 그때 대부분의 생물은 산소를 너무 많이 마셔서 죽음에 이르렀습니다. 활성산소로 인해 죽었지요. 그래서 그 산소를 처리할 수 있는 골수조혈

을 찾은 양서류가 상륙에 성공했습니다.

후나세 : 마치 드라마 같군요.

아보 : 그래서 생명은 장조혈이 기본입니다. 간장은 장에서 파생하였으므로 원래는 같은 것입니다. 한편 경골어류가 된 것은 신장조혈을 하는데 득히 민물고기는 모두 신장조혈입니다. 그래서 민물고기는 신장이 크지만, 바다물고기는 대단히 작습니다. 민물고기는 큰 신장으로 적혈구를 만들고 있습니다. 등뼈에 붙은 갈색 창자 같은 것이 신장입니다.

경골어류는 신장에서 조혈합니다만, 그 중에서도 진흙에서 사는 그룹은 지금도 장조혈입니다. 미꾸라지가 그렇습니다. 종류에 따라 조혈이 다릅니다. 상어와 같은 경골어류는 심장조혈입니다. 상어의 심장을 자르면 근육 속에서 피가 나옵니다.

정리해서 말하자면 가장 많은 것은 장조혈이고, 그 다음이 골수조혈, 그리고 경골어류와 같은 신장조혈입니다.

자유자재 줄기세포의 수수께끼

후나세 : 임기응변이군요. 지금 여러 장기가 조혈한다는 것은 상식입니다. 장조혈을 처음 주장한 모리시타 선생의 《혈구血球의 기원》은 왜 그렇게 비난을 받았나요?

아보 : 골수만 생각하기 때문입니다. 저는 느낌으로 생각하는데, 골수는 신참자의 조혈장기造血臟器입니다. 골수에서 적혈구를 만드는 것은 한참 후의 일입니다.

지금의 의학에서 줄기세포는 골수에 있기 때문에 골수의 줄기세포가 간장에 가기도 하고, 흉선에 가기도 하고, 임파구를 만들기도 한다고 말합니다. 그런데 그것은 잘못된 것입니다. 몸 어디에나 줄기세포가 있고, 모두 독립해서 만들고 있습니다. 그래서 골수와 같은 신참자의 장기가 줄기세포의 기원이라는 것은 한마디만 들어도 틀렸다는 것을 알 수 있습니다.

후나세 : 손가락을 베었을 때 어떻게 치유되고 재생하는가 하면, 일단 줄기세포로 돌아가는 것이군요.

아보 : 줄기세포란 어디에나 있습니다. 지금 면역학에서는 흉선도 줄기세포가 골수에서 온다고 합니다. 그러나 각

자 독립해서 만들고 있다는 사실을 두 마리의 쥐 실험으로 증명했습니다.

어깨에서 허리까지 자른 두 마리의 쥐를 꿰매면 두 마리의 쥐는 혈액의 순환을 공유합니다. 그렇게 하면 처음에는 서로 끌면서 긴다가 3일 후부터는 물을 마실 때도, 먹을 때도 함께 합니다. 그리고 2주가 지나면 혈액세포가 모두 합쳐집니다.

두 마리 쥐의 개체식별을 유전자로 조사하면 1 대 1로 적혈구와 임파구가 섞여있습니다. 그래도 흉선이나 장관腸管의 임파구를 조사하면, 섞이지 않고 전부 독립해서 만들고 있습니다. 그러므로 골수에서 줄기세포가 와서 일일이 만든다는 것은 틀린 것입니다. 흉선에는 흉선의 줄기세포가, 장관에는 장관의 줄기세포가 있다는 것을 알았습니다.

그래서 무슨 일이 생기면 임파구를 쓰거나, 적혈구를 쓰거나, 혈소판을 쓰거나 자유자재입니다. 그것이 줄기세포의 수수께끼입니다.

저의 연구는 이런 '생명의 기본'으로 수수께끼를 풀고 있습니다. 지금 유행이 아니라 아무도 읽지 않고 있습니다만, 일본어로 읽으면 모두 깜짝 놀랄 것들을 담고 있습니다. 이런 논문을 쓴 것이 〈의료가 병을 만든다〉2001년입니다. 여기에 이런 골수 문제와 흉선, 줄기세포의 의학적 발견의 데이터가 모두 실려 있습니다.

기준성 : 백혈병에서는 골수이식을 많이 하는데 그 점은 어떻습니까?

아보 : 결국 백혈병이 되는 줄기세포가 있으므로, 그것을 죽여 없애고 건강한 사람의 것으로 이식하면 된다는 방식을 이용한 것입니다. 사람의 줄기세포를 죽이기 위해서는 전신 방사선 조사밖에 없습니다. 그래서 생명이 줄어듭니다. 저는 어린이의 백혈병도 스트레스에 원인이 있다고 생각합니다. 스트레스를 받은 다음 바이러스가 날뛰기 때문입니다.

그래서 백혈병은 어느 정도 타협해서, 급성기急性期에는 항암제로 억제했다고 해도 철저하게 세포를 죽이지 않고, 다음은 면역을 높이기 위해서 스트레스와 식사를 주의해서 재발을 막는 치료를 하면 백혈병의 어린이는 치유됩니다. 지금 골수이식은 좋은 결과가 없을 것입니다.

후나세 : 타인의 골수에 대해 면역반응도 일어납니다.

아보 : 그래서 면역억제제를 사용합니다.

후나세 : 그런데 억제하면 암과 더 이상 싸우지 못하게 되는 것이 아닌가요?

아보 : 간혹 성공하는 예가 있습니다. 배우 와타나베 켄渡邊謙 씨의 경우가 그렇습니다. 모두가 실패하면 그런 것은 사라집니다. 그런데 10명에 1명이라도, 20명에 1명이라도 성공하는 예가 있다면 모두 희망을 가집니다. 잘못된 치료도 가혹한 상황에서는 몇 명 살아남습니다. 그래서 암의 3대 요법이 마음의 지탱이 됩니다.

후나세 : 항암제로 치료되었다는 사람도 있습니다. 이른바 플라세보placebo 효과로 치유되었는지도 모릅니다.

기준성 : 마음의 의지이군요. 골수이식으로 치유되었다고 해도 그 후의 몸 상태는 심각합니다.

아보 : 그래서 몸이 약한 사람은 치료 도중에 죽어버리기도 합니다. 혼다 미나코本田美奈子 씨가 그랬습니다.

후나세 : 일정한 독이 약이 되는 경우도 있습니까? 나쁜 자극이지만 생명력이 재발하도록 한다는 사실도 있습니다.

아보 : 그것이 가능한 힘이 있는 사람은 다행입니다. 암의 3대 요법이 미묘하게 사라지지 않는 것에는 그런 이유도 있습니다.

암의 자연요법

기준성 : 암의 자연요법으로는 막스 거슨Max Gerson 박사의 영양요법이 있습니다. 주로 야채와 과일을 먹는 식사요법이지요. 그런 것과 마찬가지로 증류수를 권장하는 책이 있습니다. 이것은 어떤가요?

아보 : 자연요법으로 치유된 사람들을 보면 독특한 성격이 있습니다. 힘이 넘칩니다. 그래서 호시노 타이조星野泰三 선생의 강연을 들으면 대단히 힘이 넘칩니다. '좀더 차분해지면 좋을 텐데'라고 생각할 정도입니다.

이렇게 힘이 넘치는 사람은 소금을 조금 적게 먹는다거나, 소식을 하면 온화해지고 균형이 잡혀서 좋다고 생각합니다. 유럽에서 미네랄 과잉으로 사는 사람도 소금을 끊으면 온화해집니다.

실제로 일본에서도 예전에 노구치 히데요野口英世의 어머니가 그랬습니다. 염분을 제한하는 요법은 흐트러진 마음을 진정시키는 힘이 있습니다.

이처럼 염분 제한의 요법이 맞는 사람에게는 효과가 있는 것 같습니다. 그러나 반대로 염분이 부족해서 암이 되

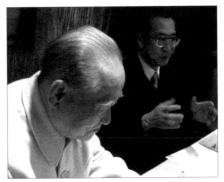
기준성 선생(왼쪽)과 아보 도오루 선생(오른쪽)

는 사람도 있습니다.

한 예로 얼마 전에 저는 아오모리青森현의 의사에게 추천장을 쓰기 위해서 그의 책을 한 권 다 읽었습니다. 묘하게도 아오모리현에서 유방암 비중이 늘어나고 있더군요.

사과를 먹고 염분 제한을 하면 칼륨이 많고 나트륨이 적어서 몸이 냉하게 됩니다. 저체온이 되지요. 그렇게 되면 암에 걸립니다. 그런 사람은 소금을 먹어야 합니다.

그 선생에게 "사과 먹는 것을 중지하고 절인 음식을 먹게 하십시오"라고 말을 했습니다. 그러나 때로는 상황에 따라서 흥분하는 사람, 암으로 힘든 사람은 염분 제한이 효과가 있습니다.

후나세 : 한방에서 '증證'이라는 것이 있습니다.

아보 : 궁합이 맞거나, 맞지 않는다는 것이지요. 영양보조식품이 그렇습니다. 너무 많이 섭취해서는 안 되는 것이지만, 어떤 것에는 꼭 맞는 것이 있습니다. 과일을 발효한 효소가 잘 맞는 사람이 있습니다. 그래서 여러 가지 시도해 봐야 합니다. 70% 정도는 효과가 있습니다.

바른 식사를 한다, 따뜻하게 한다, 웃는다

아보 : 바른 식사를 하고 몸을 따뜻하게 하는 것과 웃는 일이 중요합니다. 여기서 몸을 따뜻하게 하는 것은 외부로부터의 열보다는 직접 체조를 하는 것이 가장 좋습니다. 운동입니다. 흔드는 체조는 몸을 따뜻하게 합니다.

기준성 : 저는 원래 체온이 높은 편입니다만, 제가 생각한 몸을 따뜻하게 하는 방법이 있습니다.

아보 : 혈색이 참 좋습니다.

기준성 : 네(웃음). 양성 체질입니다. 저는 스스로 암에는 걸리지 않을 것이라고 자신하고 있습니다만, 그래도 많은 암환자들에게 몸을 따뜻하게 할 것을 권해야 합니다.

그래서 '태양정太陽精'을 만들고 있습니다. 인삼을 쪄서 10일 정도 말리면 홍삼이 됩니다. 그것을 다시 10일 정도 말리면 이번에는 흑삼이 됩니다. 이렇게 만든 태양정은 양을 보완하여 몸을 따뜻하게 해줍니다. 검은 것은 몸을 따뜻하게 하지요. 흑미나 검은콩, 검은깨도 좋습니다.

현대인은 문명생활의 타성으로 인해 대부분 음성과다의 저체온 체질이 되어 암 같은 생활습관병이 걸리기 쉽습니다. 그렇기 때문에 몸을 따뜻하게 하는 먹거리나 운동, 반신욕, 온열요법이 암 자연퇴축 프로그램에 꼭 필요합니다.

자신에게 맞는 건강법을 찾자

아보 : 그렇습니다. 가능하다면 환자가 각자 자신에게 맞는 것을 찾아야 합니다. 자신에게 맞는 것을 선택하면 자신감이 생기기도 합니다.

기준성 : 사람마다 건강법이 다릅니다. 현대의학은 과학을 표방하면서 질병에 대한 처방도 획일적이고 보편적인 것에 치중하지만, 자연의학은 환자 개개인의 체질과 습관,

환경에 따라 처방이 다르지요. 그래서 모든 사람에게 통용되는 절대 건강법이란 없습니다. 원리는 공통되더라도 적용은 사람마다 다릅니다.

아보 : 뚱뚱한 사람과 마른 사람, 건강한 사람과 그렇지 않은 사람, 모두 각자에게 맞는 것이 다릅니다. 스스로 찾아야 합니다. 저는 조언을 할 때 2분 이상은 하지 않습니다. 너무 오래 하면 혼돈스러우니까요. 그래도 잘 모를 때는 전화하라고 합니다. 친절하지요(웃음). 저는 지금 이메일, 편지, 팩스 모두 100% 대답을 보냅니다. 현대의 영웅 역할을 제대로 해야 하니까요(웃음).

아이들의 몸이 이상하다

저체온, 아토피의 아이들

아보 : 어제 어느 한 중학교에서 1학년을 상대로 강연을 했습니다. 저를 초빙한 이유는 많은 학생들이 보건실에 모이기 때문입니다. 중학교의 보건실을 보고 저는 깜짝 놀랐습니다.

예전의 보건실은 작은 방에 침대가 하나 정도 있고, 양호 교사가 있었습니다. 그런데 지금은 교실 정도 넓은 곳에 침대가 많이 있고 소파까지 있었습니다. 그 정도의 크기가 아니면 학생이 넘쳐난다고 합니다.

보건실에 온 학생들은 모두 저체온이었습니다. 저체온

의 가장 큰 원인은 철야입니다. 12시 넘어서 잔다는데, 모두 친구들이랑 문자 메시지를 보내기 위해서입니다. 그래서 부모가 핸드폰을 압수하면…….

후나세 : 왕따가 된다고 하더군요. 이야기가 통하지 않으면 학교에서 친구가 없다고 하지요. 그래서 밤새도록 문자 메시지를 한다고 합니다.

아보 : 그렇습니다. 그래서 모두 저체온이 되고, 오전 중에는 힘이 없습니다. 보건실에서 잠을 자야 합니다.

후나세 : 체온은 35~36℃ 정도입니까?

아보 : 체온계로 잴 수 없을 정도로 낮았습니다. 체온계로 잴 수 있는 체온은 35℃인데, 거기까지도 체온이 올라가지 않습니다. 그래서 체온계로 잴 수가 없었습니다. 그 정도 저체온이면 학교에 올 기력도 없어집니다. 힘들어서 등교 거부를 하게 됩니다.

밤을 새면서 TV게임을 하고 핸드폰 문자 메시지를 보내고…… 그렇게 하지 않으면 왕따가 되니, 어려운 세상입니다. 아이들의 체온을 정상화하는 것이 시급합니다.

콘크리트 건물이 체온을 빼앗아간다

후나세 : 게다가 학교는 콘크리트 건물입니다. 콘크리트에서는 몸이 차가워집니다. 콘크리트 건물에서는 몸속 깊은 곳까지 차가워집니다.

시마네島根 대학의 연구에 의하면, 맨션이나 공동 주택 등 콘크리트 주택에 살고 있는 사람들은 목조 주택에 사는 사람들보다 9년 빨리 죽는다고 합니다.

시즈오카靜岡 대학에서는 쥐로 실험을 했는데, 콘크리트 상자 안의 쥐는 목제 상자 안의 쥐보다 12배 이상 빨리 죽었습니다.

콘크리트가 체온을 빼앗아가기 때문입니다. 콘크리트 면에 접하지 않아도 냉복사로 체온이 점점 빼앗깁니다. '냉기는 만병의 근원'이라고 하는데, 정신도 이상해집니다.

콘크리트 상자 안에서 자란 암컷 쥐는 새끼를 낳으면 모두 물어 죽입니다. 수컷 쥐는 다른 무리의 쥐를 습격하고 피투성이가 되어서 모두 죽습니다.

최근의 가족 학대나 충동살인의 원흉의 하나가 바로 제열을 빼앗는 콘크리트 스트레스라고 확신합니다. 그러나 콘크리트 이권이 있어서 정부도, 건축업계도 아무 말을 하지 않습니다. 정말 비겁합니다.

콘크리트 건물의 학생들은 실험쥐와 마찬가지 상황입니다. '강제적'으로 갇혀 있습니다. 그 심신 스트레스는 참담합니다. 그런데 문부성에서는 이 중대한 스트레스에는 눈길을 주지 않습니다. 용서할 수 없습니다.

아보 : 그 학교는 목제 건물로 완성했습니다. 그리고 유기용제有機溶劑 : 시너, 솔벤트 등 어떤 물질을 녹일 수 있는 액체상태의 유기화학 물질로서 휘발성이 강한 것이 특징임 검사까지 해서 아토피 아이들도 학교에 들어올 수 있도록 했습니다. 그래서 검사에 합격했으나, 학교를 개교하고 나서 학생들이 쓰러지기 시작한 것입니다. 건물은 좋았지만 책상과 의자에서 유기용제가 나온 모양입니다.

후나세 : 이런 멋진 의자가 의외로 유기용제를 쓰고 있습니다.

기준성 : 이대로 간다면 젊은 사람들이 장차 어떻게 될 것인지 생각하는 것만으로도 두렵습니다.

병원에서 기다리는 스테로이드 지옥

아보 : 그렇습니다. 유기용제에 과민한 아이가 발진하면 병원에 갑니다. 그러면 피부과에서는 스테로이드를 처방합니다. 치유될 기회를 잃어버리는 것이죠.

후나세 : 악순환입니다. 얼굴이 붓는 부작용도 엄청납니다. 그래서 그만두려고 해도 그만둘 수가 없습니다. 약물에 대한 의존성이 생긴 것입니다. 그러는 사이에 투약하는 양이 점점 늘어납니다. 환자의 몸에 내성이 생겨서 효과가 없어집니다. 제약회사는 용량을 늘리고 돈을 벌어서 웃음이 멈추지 않습니다.

이렇게 되면 마약중독 환자를 만드는 것과 같습니다. 처음부터 병을 치료하고자 하는 마음이 없습니다. 그리고 마지막에는 죽음이 기다리고 있습니다. 이런 스테로이드 지옥으로 끌어들이는 의사는 아무런 죄의식도 없습니다.

암 치료도 마찬가지입니다. 다른 약물요법도 같습니다. 제약회사에게 거대 이익을 가져다주는 약물요법을 현대의학은 근본부터 반성해야 합니다.

아보 : 스테로이드는 안 된다고 확실하게 말해주는 사람

이 없는 곳에서 자꾸만 끌려가는 것입니다. 이를테면 '언발에 오줌 누기식'으로 사용합니다.

암의 재발 전에 나타나는 것인데, 스테로이드를 사용하면 어느새 땀을 흘리는 기능을 상실합니다. 땀을 흘리지 못하게 되면 더울 때는 옷을 벗을 수밖에 없습니다. 그래서 조금 더워지면 모두들 티셔츠를 입는 이상한 분위기입니다. 또한 추위에도 약해집니다.

후나세 : 피부 호흡을 할 수 없게 되는 것이군요.

아보 : 피부 호흡의 기능은 스테로이드로 모두 망가집니다.

기준성 : 대국적인 견지에서 보면, 생명의 퇴화현상의 문제가 심각해졌다고 볼 수 있습니다. 예전에는 500년 전, 1000년 전 역사 속의 우리 조상들의 생활이 그대로 이어져왔습니다. 가치관이나 생활방식들이 그대로 이어졌습니다. 그러나 지금은 전혀 다릅니다. 10년 전과도 다릅니다. 이런 추세대로 나가면 이후 어떤 괴물이 나타날지 모르는 일입니다.

후나세 : 그렇습니다. 자식이 부모를 죽이기도 하니까요. "학교에 가라"고 충고한 것만으로 어머니를 때려죽인 오사카大阪의 대학생이 있었습니다. 친동생을 죽여서 토막을

내기도 하고, 남편을 죽이고는 그 시체를 버리는 젊은 부인도 있었지요. 자전거가 부딪힌 것만으로 싸움이 되고 결국 죽음을 당한 대학생 등 최근의 사건은 상상을 초월하는 일투성이입니다.

기준성 : 그렇게까지 되고 있군요. 예전에는 대개 아버지와 할아버지의 생각을 계승했지만 지금은 단절되었습니다. 젊은이들 사이에서 생명과 정신의 현저한 퇴화현상이 나타나고 있습니다.

후나세 : 폭행죄로 체포된 사람이 요 10년 사이에 4.7배 증가했습니다. 그것도 무기를 사용하지 않은 충동적 범죄입니다. 눈앞의 것으로 때리는 것입니다. 60대에서는 8.7배! 이런 충동은 나이와도 관계가 없어졌습니다. 이제는 무서워서 남에게 말도 제대로 걸 수 없습니다.

화를 내는 어린이와 과자

후나세 : 실제로 이런 일이 있었습니다. 담배를 사려고 줄을 서 있는데 눈앞에서 할아버지가 어정거리니 "빨리 해"

라고 했고, 할아버지는 "시끄러워"라고 한 모양입니다. 그 말에 "뭐야, 이 새끼"라면서 화를 내고 할아버지를 때려서 죽이는 일이 있었습니다.

기준성 : 자기 통제력을 잃은 것이군요. 충동에 약하니 나쁜 짓인지도 모르고 바로 행동을 합니다. 인간이 그렇게 되는 시대가 되었으니 빨리 도망칠 곳을 찾아야 되겠군요. 인간의 장래에 대해서 비관적으로 되어가는군요.

후나세 : 예전의 생활을 되찾아야 합니다. 수면습관, 목욕습관, 식습관을 올바르게 해야 한다.

아보 : 특히 과자를 억제해야 합니다. 그리고 음료수도 억제해야 합니다.

후나세 : 그렇습니다. 지금은 쌀 매상고보다 과자 매상고가 더 높다고 합니다. 과자가 주식이 되었습니다.

아보 : 과자를 먹는 것이 일상이 되었습니다. 밥 대신에 아이스크림을 먹고……. 그래서 몸을 차게 하고, 몸이 차니까 단것을 찾고, 몸이 더 차갑고.

후나세 : 먹거리와 식습관이 서양풍으로 너무 변했습니다. 아침부터 밤까지 패스트푸드 등 외래의 음식만 먹습니다. 오히려 미국의 부자들은 현미정식을 먹는다고 합니다.

할리우드의 배우 톰 크루즈가 좋아하는 것은 의외로 무말랭이라고 합니다.

아보 : 무말랭이나 콩비지, 이런 것들을 먹으면 변이 좋아집니다. 현미와 우엉도 좋습니다.

후나세 : 흙이 생명을 만들어줍니다. 흙 속에서 얻을 수 있는 것은 대체로 좋습니다. 근채류는 몸을 따뜻하게 합니다. 겨울에 무, 고구마, 당근 등을 조리거나 끓인 것을 먹으면 몸이 자연히 따뜻해집니다. 그래서 겨울에는 찌개를 많이 먹습니다. 전통 일본요리는 영양면에서도 완벽합니다. 그런데 젊은 사람들은 일본식에서 벗어나고 있습니다. 그리고 냉기와 비만으로 고민을 합니다. 모두 나쁜 방향으로 갑니다. 그래서 큰 병원이 마구 만들어집니다.

아보 : 세이로카聖路加 병원이나 게이오慶應 병원과 같은 큰 병원을 세우면 항암제부터 마구 써야만 유지할 수 있습니다. 세이로카 병원의 히노하라 시게아키日野原重明 원장도 좋은 말을 많이 하지만, 저렇게 훌륭한 병원을 세웠으니 반드시 회수하지 않으면 안 됩니다(웃음).

후나세 : 구름 위의 사람이니⋯⋯(웃음), 발목에서는 어처구니없는 일이 일어나고 있습니다. 오카야마岡山 대학의

의학부에서 '암 치료로 80%의 사람을 죽이고 있다'는 논문을 쓴 사람이 있습니다. 그런데 학장이 그 논문을 찢어 버렸다고 합니다.

저는 그 박사논문의 복사본이라도 있다면 꼭 보고 싶어서 여기저기에 부탁했습니다만 무리였습니다. 설마 찢어서 버리리라고는 꿈에도 생각하지 못했으므로, 복사본이 하나도 없었던 모양입니다. 그분은 그 대학 의학부를 그만 두었습니다.

저는 그분이 동네의원에서 대체의료를 하는 의사라도 하고 있을 것이라고 생각했는데, 실은 모 대학병원의 이사장을 맡고 있다고 합니다. 그는 항암제가 80%의 사람을 죽인다는 사실을 알고 있기 때문에, 그래서 대체의료를 하고 있을 것으로 생각했는데 아니었습니다. 항암제, 방사선이 환자를 죽인다는 것은 잘 알고 있지만, 의사와 간호사가 십여 명이나 되는 병원을 유지하기 위해서는 항암제, 방사선을 써야만 병원이 파산하지 않는다고 합니다.

아보 : 역시 환자가 똑똑해져야 합니다. 자기권리를 스스로 지켜야지요.

후나세 : 대학병원 같은 큰 병원에 가면 안 됩니다.

건물도 병을 만든다

후나세 : 규슈九州 대학의 어느 교수가 재미있는 실험을 했습니다. 합판 책상과 파이프 의자에서 공부하는 학생과 도장하지 않은 삼나무 원목 책상과 의자에서 공부를 하는 학생을 실험했습니다.

총 98명의 학생을 '이제까지 사용했던 책상을 쓰는 학생', '합판을 이용한 신제품인 책상을 쓰는 학생', '나무 냄새가 나는 삼나무 원목 책상을 쓰는 학생' 이렇게 3반으로 나눈 다음 3개월 동안 사용하게 하고 관찰했습니다.

그러자 면역력의 하나의 지표에 해당하는 삼나무 원목 책상에서 공부한 학생은 '면역글로불린A'가 평균 37% 상승했습니다. 신제품을 사용한 학생은 겨우 1.7% 상승했습니다. 약 22배의 효과입니다.

이 실험결과를 스웨덴의 국제인간환경회의에서 발표했더니, 세계의 모든 사람이 깜짝 놀랐습니다. 그토록 면역력이 상승한 이유는 '삼나무의 향' 때문이었습니다. 삼나무의 천연 방향이 그런 효과를 냈다고 합니다.

이와 같은 조사를 임야청에서도 했습니다. 도쿄東京의 심신이 스트레스에 찌든 샐러리맨 12명을 신슈信州의 시골에 데리고 가서 아무것도 하지 않고 단지 삼림을 산책하게 했더니, 첫날 NK세포natural killer cell 활성이 25% 증가했고, 그 다음 날은 52% 증가했습니다. 이틀 동안 12명의 암과 싸우는 면역력의 평균이 1.5배 높아진 셈입니다.

기준성 : 그건 이른바 '삼림 테라피therapy'이군요.

후나세 : 숲의 향기이지요. 숲의 나무들은 방향물질을 휘발합니다. 피톤치드phytoncide : 식물에서 발산하는 살균력이 있는 방향성 물질의 총칭라고 불리는 성분인데, 이것에서 면역력 등을 활성화하는 작용이 확인되었습니다. 즉, '나무의 향'에는 사람을 편안하게 하는 작용이 있습니다.

임야청의 실험은 숲의 효과를 입증했습니다. 이미 독일에서는 삼림 테라피가 건강보험에 적용되고 있다고 하지요. 반면에 일본 후생노동성은 효과가 있는 대체요법을 적대시하고 탄압하고 있습니다. 의료 마피아의 하나이니 어쩔 수 없다고 여기면 그만입니다만, 양심은 있었으면 합니다.

후나세 : 그렇습니다. '나무의 향이 많은, 저온에서 건조시킨 삼나무'와 '고온에서 건조시킨 삼나무'를 깐 바닥에

서 실험을 했습니다. 같은 시기에 유행한 독감에 걸리는 비율이 고온에서 건조한 삼나무 바닥 교실의 학생에 비해 저온에서 건조한 삼나무 바닥에서 공부한 학생이 10배 정도 낮았습니다. 학교도 천연 소재로 만들면 상당히 정신이 안성되는 것 같습니다.

편집부 : 주거도 마찬가지이지만 그릇도 중요합니다. 병이 음식과 교육과 살아가는 방식에서 발생하기도 합니다만, 그릇에서 생기는 병도 심각할 것 같습니다.

후나세 : 크로스라고 하는데 결국은 염화비닐입니다. 그리고 그 밑에는 포름알데히드 같은 것이 감추어져 있으니 곰팡이도 많을 것입니다.

콘크리트 스트레스

후나세 : 콘크리트는 차가워서 체열을 빼앗아갑니다. 이를 냉복사라고 하는데, 이른바 원적외선과는 반대의 효과가 있습니다. 놀라운 일입니다.

아보 : 벌거벗은 콘크리트 그 자체는 흉물스럽습니다.

후나세 : 겨울철 아파트에 들어가 콘크리트에 비닐 벽지를 바른 거실에 앉아있으면 등짝이 오싹해집니다. 체열을 빼앗기고 있다는 사실을 알 수 있습니다. 무릎 밑의 뼈에서부터 점점 차가워집니다. 그러니 건물에서 오는 스트레스라는 것도 있습니다.

아보 : 한국은 상당한 아파트 붐이 아닙니까?

후나세 : 그렇습니다. 한국 방송국에서 콘크리트 스트레스를 취재하러 일본에 왔었습니다.

기준성 : 저의 옥중 경험을 말하자면, 처음에는 목조 감옥에 수감되었습니다. 식사는 참으로 보잘 것 없었지만 감기에 걸린 적이 한 번도 없었습니다.

콘크리트의 새 감옥이 마련되면서 그곳으로 옮겼는데, 수세식 화장실도 있는 위생적인 것이었습니다. 그런데 모두 병에 걸렸습니다. 모두 냉복사로 체열을 빼앗겼기 때문일 것입니다. 새 감옥으로 옮겨가기 전에는 좋게 보였는데 막상 안에 들어가 보니 목조 건물과 전혀 달랐습니다.

후나세 : 쥐로 실험을 해봤더니, 나무 상자에서는 100마리 중 85마리가 살아남았는데 콘크리트 상자에서는 74마리밖에 살아남지 않았습니다.

기준성 : 콘크리트도 그렇지만 화학자재는 모두 '반생명, 반자연'이지요. 인간은 자연상태에서는 없는 것을 인공적으로 만들고 그것을 사용합니다. 그런 물질은 인간의 몸에 이물질입니다.

후나세 : 다시 쥐 실험입니다. 콘크리트 방과 삼나무 원목으로 바닥을 깐 방을 복도로 연결한 다음, 콘크리트 방에 쥐들을 풀어놓으면 쥐들은 일순간에 삼나무 방으로 피난을 갑니다. 그리고 다시는 콘크리트 방으로 돌아오지 않고 하루 종일 삼나무 방에 있습니다. 생존본능이 그렇게 시키는 것이죠.

아보 : 아파트에 사는 사람들에게 그것을 영상으로 보여주었더니 너무나 실망하는 모습이었습니다(웃음).

후나세 : 건축가 안도 다타오 安藤忠雄 씨처럼 콘크리트 건물을 좋아하는 사람이 가서 살면 됩니다. 생존본능만으로 움직이는 쥐가 도망칠 정도이니……(웃음).

콘크리트 스트레스의 예를 이야기하겠습니다. 목조 건물의 학교와 콘크리트 건물의 학교에서 독감이 유행했을 때 학생들의 건강조사를 했습니다.

그 결과 콘크리트 건물의 학교에서는 22.8%의 학급이 폐쇄했는데, 같은 지역의 목조 건물의 학교에서는 10.8% 의 학급이 폐쇄했습니다. 학급 폐쇄율이 2배나 차이가 납 니다.

더 대단한 것은 '마음이 갈팡질팡한다'고 호소하는 학생 이 목조 건물에 비해 콘크리트 건물의 학생이 약 7배나 더 많았습니다. 두통이 있다는 학생도 16배나 되고, 복통을 호소하는 학생도 5배나 더 있었습니다. 몸이 나른하다는 학생은 3배였습니다.

그래서 저는 '콘크리트 스트레스가 심각하다'고 국토교 통성에 호소하고 있습니다.

편집부 : 통계로 보았을 때 도시의 학교는 콘크리트 건물, 시골의 학교는 목조 건물이 많습니다. 건물의 영향이 완 전히 있다고 생각하는데, 콘크리트 건물밖에 지을 수 없는 도시 조건 속에서 다른 요인이 있을까요? 기 선생의 옥중 체험이나 후나세 선생이 말씀하신 쥐 실험으로 봐서는 별 로 다른 요소가 없으니 신빙성이 높다고 생각합니다.

후나세 : 건물을 콘크리트로 지었다고 해도, 내장으로 1.5cm 두께의 목재를 사용한다면 목조에 가까워집니다.

기준성 : 한국에는 통나무 황토집이라는 것이 있습니다.

이 집에서 하룻밤 자고 나면 기분이 좋아집니다. 모든 스트레스와 피로가 싹 풀리지요. 이것을 환자를 위한 요양설비에 활용하면 치유효과가 있을 것입니다.

후나세 : 원적외선이나 냉복사에 대해 건축가들은 의외로 모르는 것 같습니다. 저는 일본건축학회에 "아이들이 콘크리트 스트레스로 비명을 지르고 있습니다. 일본건축학회에서 연구해주십시오. 저에게 학술논문이 모두 있습니다"라는 전화를 했습니다. 그랬더니 "콘크리트 스트레스? 그런 것 모릅니다. 처음 듣습니다"라는 것입니다. "그렇다면 조사해주십시오. 자료는 있습니다"라고 했더니, "조사하지 않습니다. 그런 건 수집하지 않습니다"라고 말을 잘라버렸습니다. "그렇다면 대책을 가르쳐 주십시오"라고 했더니 "당신에게는 말할 필요가 없습니다"라고 말하더군요.

국토교통성과 같은 대응입니다. 요컨대 콘크리트 자본과 철강이 일본의 건축을 지배하고 있습니다.

아보 : 그래도 건축업계로부터 1년에 2~3번 정도 강연을 부탁받습니다. 며칠 전에는 도쿄의 프리패브prefab 건축협회에서 강연을 했습니다.

후나세 : 위기감을 가지고 있군요. 건축업계도 이제는 자신들이 '병病의 그릇'을 만들어왔다고 반성하는 모양입니다.

아보 : 그렇습니다. 이제부터 만들어야 할 새로운 건축이 반드시 있다고 생각하고, 더 늦어지지 않으려고 노력하고 있습니다.

편집부 : 들은 이야기인데, 미국 해군은 철선 안에서 1년 내내 감기에 시달리고 있다고 합니다. 그야말로 철상자 안이잖아요. 당연히 음식 때문이기도 하고, 밀폐된 속에서 오래 있었기 때문일 것입니다. 그래도 철 속에 갇혀 있다는 것이 가장 큰 이유일 것입니다.

후나세 : 배 설계에 대해 말한다면, 특히 선실은 목조로 만들어야 한다는 것이 상식인 것 같습니다. 온통 철로 만들어진 선실 안에서는 반드시 싸움이나 살인이 일어날 것 같습니다.

편집부 : 군함은 그렇게 할 수 없지요.

후나세 : 그렇습니다. 그래도 보통 배의 경우 승무원의 방은 모두 목조라고 합니다. 그렇지 않으면 심한 말다툼이 일어납니다. 그런 것을 매스컴은 많이 알려주어야 합니다.

의료의 흐름을 바꾸자

의료가 이대로 가면 붕괴한다

편집부 : 이야기를 듣고 있자니, 대단한 문제에 직면했다는 사실을 알게 되었습니다. 의사도, 환자도 '지금의 방법은 뭔가 이상하다'고 인식하고 있는 사람이 많다고 생각합니다. 다만 그것이 좀처럼 시대의 큰 흐름이 되지 않고 있을 뿐입니다.

또 하나, 후나세 씨가 후생노동성에 취재를 가서 공무원의 본심을 듣고 왔는데, 의료가 이대로 간다면 붕괴해 버릴지도 모른다는 생각이 듭니다. 행정 당국은 후나세 씨의 말씀이나 아보 선생의 책을 받아들이고 의료를 바꾸어가지 않으면, 그들 자신이 성립되지 않는다고 생각합니다.

후생노동성이 표면적으로는 '어처구니없다'라는 반응을 보일지도 모르겠습니다만, 나중에는 '아보 선생 대환영'이라는 흐름으로 바뀔 것으로 생각합니다. 그래서 이런 흐름을 더 크게 만들기 위해서 한 사람, 한 사람이 무엇을 해야 하는지 좀더 이야기를 듣고 싶습니다.

생명의 각성운동

기준성 : 행정이라는 것은 언제나 어디서나 보수적이고 우경적이므로 변혁을 원하지 않습니다. 그래서 세계적으로 새로운 각성운동이 필요합니다. 그렇게 하면 제도의 개혁이나 새로운 생각이 일반적으로 전해지리라 생각합니다.

그러기 위해서는 '생명' 각성운동이 필요합니다. 그것은 자신의 생명을 어느 정도 소중하게 여기는가 입니다. 자신의 생명을 소중하게 여긴다면 타인의 생명도 소중하고, 타인의 생명 속에서 자신의 생명을 본다는 것입니다. 모든 곤충과 식물, 돌멩이에서도 생명의 영성을 본다는 것입니다. 우주의 뜻이 거기에 체현되고 있기 때문입니다.

이런 생명의 영성에 관하여 '세계 선주민족 국제회의'에서 이야기한 적이 있습니다. 대지에 기도할 때 "지금부터의 세계는 무력이나, 돈이나, 강자가 중심이 되는 것이 아니라 약자가 중심이 되는 세상이 되어야 한다. 이런 세상이 된다면 싸울 필요가 없다"라는 말을 했습니다.

그때 아이누 일본 홋카이도와 사할린에 사는 한 종족의 사람들이 에카시 족장으로서 영적 지도자와 똑같은 말을 한다고 했습니다. 종교와 문화, 언어가 서로 다르지만 같은 생각을 가지는 민중의 힘을 모아서 새 역사를 여는 큰 물줄기를 형성해 나가야 합니다.

눈에 보이는 세계보다도 '영성'이라고 하는, 눈에 보이지 않는 세계를 더 중요시해야 합니다. 이런 논쟁은 늘어나고 있습니다. 아보 선생이나 후나세 선생의 주장이 앞으로 더욱 커져서 시대의 추세는 그렇게 될 거라고 생각합니다. 기존의 제도나 행정에도 영향을 발휘해야 한다고 생각합니다.

인간 본래의 생활방식의 회복

아보 : 최근 100년, 200년 사이에 과학만능주의, 물질만능주의가 도래했습니다. 그래서 일본은 '병을 약으로 고친다'고 결정했습니다. 그 뒤의 진단은 훌륭한 기계를 이용해서 판단합니다. 맥을 잡는 것도, 안색을 보는 것도 모두 그만두었습니다. 그래서 검사로만 사람을 진단하게 되었습니다.

검사의 수치와 그 다음에 처방하는 약, 이것으로는 병이 치료될 수가 없습니다. 이런 의학은 삶의 문제와 사고방식의 문제에서 벗어나 치유를 방해하고 있다고 생각합니다.

그러므로 인간 본래의 생활방식으로 어떻게 돌아가야 하는가가 중요시 됩니다. 이런 생각을 할 때 다음으로 친구가 될 사람은 '농부農夫'입니다.

이런 이상적理想的 의학에서 진리는 하나입니다. 서양의학의 방법도 좋고 동양의학의 방법도 좋습니다. 뭔가 하나 좋은 것이 있다면 겉으로 나타난 증상에만 대응하여 치료하는 대증요법만 하고 있는 이 흐름에서 벗어날 수 있다고 생각합니다.

후나세 : 병이 치료되지 않으므로 현장의 의사들도 고민하고 있지 않습니까? 성실한 의사일수록 고뇌하고 있는 것 같습니다. 노이로제와 울병, 약물중독 그리고 자살도 많다고 합니다.

아보 : 그렇습니다. 환자도 어렵습니다만 의사도 행복하지는 않습니다.

의료, 농업, 교육으로 사람을 되찾는다

후나세 : 농업은 생명산업입니다. 본래 생명의 원천을 만들어내는 멋진 산업입니다. 생명력이 있는 작물을 만들고 그것을 환자가 먹습니다. 그러면 대개 병은 고쳐집니다. 진짜 살아있는 음식의 식양食養의 힘은 대단합니다. 그런데 농약, 화학비료에 의존하면서 농지와 작물까지 피폐시켰습니다. 의료현장과 너무나 비슷합니다.

아보 : 농업도 과학만능주의에 의한 농약, 제초제, 비료 등의 사용으로 더 이상 가망이 없습니다. 그 다음은 교육입니다. 교육은 마음의 문제를 전부 제쳐두고 공부를 잘하

기 위한 학습 기술 향상의 길로만 달려왔습니다. 그 결과 인간 붕괴, 학급 붕괴, 그리고 어린이들의 마음 붕괴로 이어졌습니다.

그래서 의료와 농업과 교육이라는 것으로 인간을 되찾으려고 하는 것이 동시에 시작되었습니다. 이것은 다른 분야에도 퍼졌습니다만, 인간의 삶과 연관이 있는 의료와 농업과 교육 세 분야에서 가장 먼저 시작되었습니다.

어제 한 중학교에서 강연을 했는데, 저를 초빙해준 것에 감동하고 찾아갔습니다. 그것도 수업 시간에 이런 '위험한 사상'을 가진 사람에게 강연을 맡기다니……(웃음). 학교에서 커다란 보건실을 마련해야 하는 현실이다 보니 어쩔 수 없는 모양입니다.

보건실의 양호 교사도 감당이 안 되는 모양입니다. 왜냐하면 아토피가 있으면 피부과 의사가 스테로이드를 처방하고, 그래도 치유되지 않으니 불쌍하고. 그래서 지금과 같은 상황이 발생했습니다. 이 세 분야의 흐름이 활발해지면 엄청난 힘이 되리라고 생각합니다.

후나세 : 그렇습니다. 임계점에 도달하여 이제 부모도, 아이도, 환자도 '이상하다', '속고 있다'라고 생각하기 시작

했습니다.

저의 책《항암제로 살해당하다》를 읽은 사람들은 무척이나 화가 나 있는 상태입니다. 후생노동성의 항암제 담당 사무관이 "항암제가 암을 치유하지 못한다는 것은 상식이다"라고 공언했기 때문입니다. 책임자인 후생노동성의 의료과장도 공개 심포지엄에서 "항암제는 아무리 써도 효과가 없다", "보험 적용에서 빼야한다"라는 발언을 하였습니다. 이러한 사실을 모르는 사람은 양처럼 얌전한 환자들뿐입니다.

그 후 출간한《항암제로 살해당하다 ③》(일본 원제 : 암으로 죽었다면 110번에 신고를! 사랑하는 사람이 살해당했다!)은 그 통렬한 분노를 품은 것입니다. 의사 271명에게 설문조사를 한 결과, 270명이 자신이 암에 걸리면 항암제를 거부한다고 답했습니다. 하지만 그들은 자신의 병원에 환자가 오면 어김없이 항암제를 투여합니다. 그러니 항암제 치료의 현장은 '학살의 지옥'입니다.

아보 : 항암제를 사용해서는, 다시 말해서 몸에 나쁜 짓을 해서는 치유될 리가 없다는 것을 알아야 합니다. 그 어리석은 짓을 그만두어야 합니다.

후나세 : 이제 모두가 알기 시작하는 것 같습니다. '벌거 벗은 임금님'이 되기 직전인 것 같습니다.

기준성 : 그렇게 알게 된 것은 후나세 씨가 불을 붙였기 때문이지요(웃음).

계속 먹어도 되는 약은 하나도 없다

아보 : 의료비는 세금으로 모으지 않기 때문에 특별합니다. 의료비는 보험료로 모으고 국가 재정과는 별도로 지불하고 있습니다. 그래서 의료비에 30조 엔이나 사용되고 있습니다. 이 엄청난 돈이 지불되고 있지만 모두 감각이 마비되어서 알지 못하고 있습니다.

이를테면 70세 이상의 노인의 의료부담은 10%입니다일부는 20%. 그 사람이 병원에 가서 월 3만 엔의 청구를 받고 지불하지만 치료되지 않습니다. 실제로 의료비는 의사에게 30만 엔 지불했는데 치료되지 않은 것입니다.

모두 화를 내야만 합니다. 3만 엔이라면 치료되지 않아도 어쩔 수 없다고 생각하지만, 사실은 30만 엔을 지불하고 검사하고 약을 18종류나 받았는데도 치료되지 않은 것입니다.

의료비나 보험료를 지불하는 사람의 주머니가 느끼지 못하니 '치료되지 않아도 어쩔 수 없다'고 생각합니다. 이 부분을 더 생각해야 합니다. 30만 엔이나 지불했다면 화가 나지 않습니까. 그 돈은 의사에게 갑니다. 심한 이야기입니다.

후나세 : 항암제의 가격이 0.1g당 7만 엔이라니 놀라울 따름입니다. 1cc 맞으면 70만 엔입니다. 저의 삼촌도 병원에서 약을 많이 투여받고 있습니다. 그분은 "이것을 먹어야 한다"라고 하면서 책상 위에 빨간 그리고 핑크색의 약을 나열하고 있습니다.

아보 : 그렇습니까? 역시 노인이 계속 먹어도 되는 약은 하나도 없다는 것을 강조하고 싶습니다. 이 책의 부제로는 어떻습니까?

후나세 : 좋은 이야기입니다. 약과 의사가 병을 치료한다는 이른바 '약 신앙'과 '의사 신앙'을 어떻게 해야만 합니다.

의료비의 구조

아보 : 다음은 의료비의 독특한 구조입니다. 아무도 주머니가 비는 것을 느끼지 않고, 돈만 움직이는 이 구조는 어떻게 해야 합니다.

기준성 : 국가 예산에서 봤을 때 일본 의료비는 어느 정도 차지합니까? 3분의 1정도 되나요?

아보 : 국가 예산은 70조 엔, 혹은 80조 엔이라고 합니다. 그것과 전혀 관계가 없는 곳에서 30조 엔을 차지하고 있습니다. 비율을 생각하면 국가 예산의 약 절반에 해당하는 돈이 움직이고 있습니다.

기준성 : 절반이라고요! 통상 국가는 돈을 가장 많이 쓰는 부서가 국가를 지배한다는 말이 있습니다. 옛날에는 일본 육군이 가장 많은 예산을 써서 국가를 지배했는데, 지금은 일본 의사회나 후생노동성이 그 비중을 차지하는 셈이 되겠군요.

후나세 : 이런 예산은 거대이권이지요. 그 배후에는 세계적 제약회사가 있습니다. 그것을 조정하는 것이 석유화학회사입니다. 저는 그들을 '의료 마피아'라고 부릅니다. 엄

청나게 많은 사람들을 학살하고 막대한 이익을 얻으면서 법의 심판을 받지 않기 때문입니다.

의료 마피아의 중심에는 정부가 있다는 사실을 환자들은 전혀 모릅니다. 너무 무지합니다. 정부가 의료 마피아의 일원이므로 환자를 위해서 대책을 마련할 리가 없습니다.

아보 : 이권을 깨기 위해서는 '계속 먹어도 되는 약은 하나도 없다'는 사실을 철저하게 강조해야 합니다.

편집부 : 엘비스 프레슬리가 죽을 때 어느 정도의 약을 먹었는지에 관한 내용을 어떤 책에서 보았습니다. 수십 종류이었고 엄청난 양이었다고 합니다. 결국 정신안정제를 많이 먹어서 몸이 망가지고, 그것 때문에 또 약을 먹고…….

아보 : 그렇습니다. 어떤 이권이 있다고 해도, 환자가 그것을 바로 인식하고 환자 자신이 먹는 것을 끊으면 이깁니다.

후나세 : 소비자운동의 대원칙입니다. '사지 않는다는 권리'를 행사해야 합니다.

편집부 : 지금은 약을 받아도 '먹지 않는' 사람이 많이 있는 것 같습니다.

후나세 : 병원 앞의 쓰레기통에 버려진 약이 무더기로 나

온다는 이야기이군요. 정말 어이없는 일입니다.

편집부 : 아보 선생께서는 좀 전에 교육문제에서 마음의 문제는 제쳐두고 있다고 했습니다. 저 역시 동감합니다. 이건 상당히 위험한 논의로서, 국가 위정자들도 이 문제를 들고 나오고 있습니다.

저는 후나세 씨의 이야기를 듣고 생각했습니다. 학교라는 장소는 웃는 것을 가르치지 않고 웃기지도 않습니다. 지금의 아이들은 무엇으로 웃는가 하면 '왕따'의 웃음입니다. 그러니 왕따를 하지 않고 즐겁게 학교에서 웃는 것을, 학교 교육으로 해야만 한다고 생각합니다.

자연의학이 생명을 살린다

저항투쟁에서 건강운동으로

후나세 : 기 선생께서는 몇 번이나 투옥되고 처형 직전에 간발의 차이에서 기적적으로 생명을 구하는 등 대단히 굴곡 많은 파란만장한 인생을 사셨다고 들었습니다. 살아오신 이야기를 좀 들려주십시오.

기준성 : 저는 그야말로 파란중첩의 험난한 인생을 살아왔습니다. 그래서 젊었을 때는 도무지 남을 용서하지 못하는 성격이었습니다.

1945년 8월 15일 민족해방의 광복이 있기까지, 그때까지 일본과 조선은 '내선일체'라는 말을 들으면서 자랐습

210

니다. 물론 '내선일체'도 대등한 입장의 일체라면 괜찮습니다만 그렇지 않았습니다. 굶주린 늑대가 뱃속에 양을 삼킨 그런 일체였습니다.

그래서 말도 조선 말을 하면 '비국민非國民'이라면서 벌을 받았습니다. 조선 사람이 조선 말을 사용하면 '비국민'이 되는 그런 상황이었지요. 저는 조선 사람이 조선어로 말하고, 자국의 시를 읽고, 역사를 배우는 것은 당연하다고 생각했습니다. 그래서 소년의 작은 정의감으로 독서회를 시작했습니다.

그러자 일제의 특고경찰이 찾아왔습니다. 저는 고문을 받고, 6개월간 투옥되었습니다. 광복을 맞이하고 감옥에서 해방되었을 때 그 해방감은 대단히 큰 것이었습니다.

후나세 : 중학교 시절에 일본인 교사를 때린 적이 있다고 들었습니다.

기준성 : 때렸다고 하는 것은 자랑거리는 아니고, 과장된 이야기인지도 모릅니다. 담임이 일본인이었습니다.

어느 한 학생이 남의 물건을 훔쳤다가 그것을 돌려주었는데, 그 선생이 "너는 남의 물건을 훔치고 나중에 돌려주면 된다고 생각하느냐? 그런 법이 있느냐?"라고 말했습니다. 여기까지는 좋았습니다.

그 다음이 심했습니다. "너는 일본인이다. 일본인이라면 수치를 알아라. 조선인이라면 몰라도. 너는 일본인이다……." 이런 말을 듣고 피가 머리끝까지 끓어오르고 가슴에서 울분이 치솟았습니다.

그때 저는 체구가 작은 소년이었습니다. 교단에 뛰어올라가서 그 선생의 뺨을 때렸습니다. 그리고 문제를 일으켜서 학교를 그만두었습니다.

편집부 : 그때 무엇이라고 말씀하셨나요?

기준성 : "조선을 훔친 것은 일본인이 아니냐!"라고 말했습니다. 이어서 "일본인은 남의 것을 훔치면 부끄럽다고 생각하는가. 그렇다면 왜 조선을 훔치고도 부끄럽다고 생각하지 않는가"라고 말했지요.

교무실에 끌려가서 배속장교로부터 선생을 때린 것은 잘못이고 군대 같으면 군법회의감이니 당장 사과하라는 말을 들었습니다. 그렇지만 저는 그 선생부터 사과해야 한다고 대들었습니다.

반복되는 투옥, 40년 이상의 탄압

기준성 : 그 후 저는 계속해서 체제를 반대하면서 살았습니다. 그래서 11년 정도 감옥살이를 했습니다. 그 뒤에도 15~16년은 도망자로 수배되었고, 그 후 공민권 박탈이 16년이나 이어졌으니, 저의 인생은 40년 이상 국가 권력에 의해서 차압 당한 꼴이었지요.

편집부 : 나라를 위해서 싸웠으니 종전 후에는 영웅이 되어야 하는 것이 아닙니까?

기준성 : 현실은 그 반대였습니다. 한국의 신정부 탄생부터 잘못되었지요. 원래 38선은 8·15 광복 이전 일본 육군에서 이 선을 기준으로 북반부는 관동군 사령관이, 남반부는 조선군 사령관이 관할하는 군사분할선이었습니다. 그것을 미군과 소련군이 38선을 경계로 나누어 가졌으니, 일본의 식민지배가 남아 있는 셈이죠.

한국의 신정부는 미군이었습니다. 그리고 신정부에 붙은 사람들은 일본의 앞잡이었던 친일파였습니다. 그들은 다시 새로운 권력의 중추부로 뛰어들었습니다. 쉽게 말하자면 해방과 더불어 '새롭게 태어났다'고 생각한 나라가 다시 다른 지배 속으로 들어가 버린 것입니다.

저는 이승만 정권 때도 한번 국사범으로 형무소에 들어갔습니다. 한국전쟁 당시 저는 서울에 있는 서대문교도소 미결감에 갇혀 있었는데, 북쪽에서 인민군이 와서 탈옥이 되었습니다. 그때 북쪽의 인민군도 제 마음에 들지 않았습니다. 저는 이상주의자이고 민족주의자로서 '내가 생각하는 이상국가는 이런 것이 아니다'라고 생각했습니다.

독방의 쥐, 창 밖의 수박꽃

후나세: 독방에서 쥐를 만났다고요?

기준성: 독방은 항상 벽을 보고 혼자 있기 때문에 살아 있는 생물이 얼마나 반가운지 모릅니다. 평소라면 쥐가 그리 친근감을 주지 않았겠지만 그때는 모든 생명이 그리워서 친해지려고 공들이고 노력하면서 밥을 남겨주었지요. 나중에는 쥐가 오지 않으면 외로워서 견딜 수가 없었습니다.

그리고 가장 감동한 것은 창가에 수박씨가 떨어져서 싹

214

이 트고 꽃을 피우고 아주 작은 열매가 맺힌 것이었습니다. 그때는 정말 생명에 감동했습니다. '모든 생명은 이어져 있다'라는 메시지가 우주 저쪽에서부터 날아오는 느낌이었지요.

그때부터 저를 괴롭힌 가해자에 대한 증오만으로는 아무 일도 할 수 없다는 사실을 깨달았습니다.

후나세 : 그때부터 모든 사람을 용서하고 건강운동에 몸을 바치고자 결심하신 것입니까?

기준성 : 아닙니다. 그때는 그렇게까지는 생각하지 않았습니다. 그후 점차 마음을 열고 남을 용서하려고 결심하고 나서부터 제 얼굴 표정이 부드럽게 변했습니다.

미워하는 것을 그만두자! 모든 것을 용서하다

후나세 : 구사일생으로 살아서 고향에 돌아갔더니 어머니께서 목욕재계하고 신불神佛에게 기도하고 계셨다면서요.

기준성 : 그렇습니다. 그것은 눈에 보이지 않는 수호령이라고나 할까, 어머니 기도의 힘일 것입니다. 그때 저는 '사

람을 미워하지 말자'라고 마음먹었습니다. 증오는 스스로 괴로운 일입니다. '모두 용서한다'고 생각했습니다.

죽음 직전에 살아남은 적도 몇 번 있었고, 생사의 갈림 길에 처한 극한 상황에서는 '살아있는 것이 나은가, 죽는 것이 편한가'를 고민하기도 했습니다.

그 이전에도 고문을 당할 때 체험했는데, 고통이라는 것은 어느 시점을 초월하면 느끼지 않게 됩니다. 환각이라고 할까, 카타르시스라고 할까, 어떤 황홀감 같은 것을 느끼게 됩니다.

후나세 : 과연 그럴 수 있겠군요.

기준성 : 김지하 시인도 아무도 없는 독방에 갇혀있을 때 바깥벽 틈 사이에 풀씨가 떨어져 조그맣게 자란 것을 보고 생명의 연결고리를 깨달았다고 합니다. 그런 극한의 체험을 하면 깨달을 수 있는지도 모릅니다.

하늘을 훨훨 나는 새 한 마리, 담장을 자유롭게 뛰어넘는 도둑고양이 한 마리에게서 부러움을 느끼고 선망의 눈빛을 보내며, 자유를 그리워했으니까요.

긴장과 억압에서 몸을 해방한다

기준성 : 저와 부항附缸을 연결시킨 것은 하나의 해방감이라는 것이 확실합니다. 부항의 해방감은 역사적 경험으로 통하는 것이 있습니다. 저만이 아니라 오랜 시간 외국의 침략을 받은 사람들에게 통하는 민족해방이 있습니다. 또한 4·19 혁명, 박정희 군사독재정권을 퇴출시켰을 때의 해방감도 멋집니다.

남아프리카와 라틴아메리카에서 카톨릭의 참여파가 '해방신학'을 주장하는데, 그쪽에서는 부항을 '해방의학'이라 하여 환영하고 있습니다.

막힌 것을 뚫어주고 긴장과 억압에서 몸을 해방하는 부

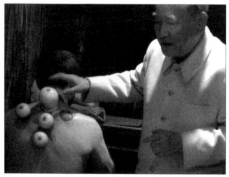

부항을 시술하고 있는 기준성 선생

항의 생리적 해방감을 여러분께서도 꼭 체험해 보시도록
권하고 싶습니다.

청운(青雲)의 뜻

후나세 : 아보 선생의 어린 시절 이야기를 들려주십시오.
아오모리青森県 현에서 태어나셨지요?

아보 : 태어난 것은 쓰가루津輕 반도의 최북단 미만야三廄
입니다. 아마 일본에서 가장 시골일 것입니다(웃음).

후나세 : 아보 선생께서 의학에 뜻을 둔 것은 어떤 계기
에서 비롯되었나요?

아보 : 저의 아버님은 8형제의 장남이셨고, 중학교 교사
였습니다. 저는 어린 시절 악성 피부염으로 고생을 했는
데, 무의촌無醫村이었기 때문에 치료를 받기 위해서 이웃마
을까지 다녀야 했습니다.

그 어린 시절의 기억 때문인지, 무의촌이 싫다고 새로
생긴 이와테岩手 의과대학에 재수도 아니고 오수를 하고
들어갔습니다. 그래서 상당히 나이가 들어서 의사가 되었

습니다.

아버지께서는 저에게 오수나 하고 들어간 대학이니 평범한 시골의사로 만족해서는 안 된다고 하시면서 적어도 교수가 되거나, 역사에 남는 인물이 되어야 한다고 일찍부터 정하고 있었습니다(웃음).

후나세 : 달성하셨네요.

아보 : 그래서 내과의가 되었고, 암을 치료하지 못했을 때 모두가 치료하지 못한 것이니 나도 어쩔 수 없다고는 생각하지 않았습니다. 저에게는 뜻이 있었기 때문에 거듭 연구를 하고 병의 원인을 찾았습니다. 참 힘들었지요.

지금도 '보통 사람'으로 만족할 수 없습니다. 그래서 암을 치유하는 의료를 만들고 난 다음에 죽어야 한다고 생각하고 있습니다. 기본적으로 '그 외 많은 사람'이 되는 것을 싫어합니다. 그래서 여럿이 모여서 이야기를 해도, 끝으로 2차를 가서 한잔 하는 것을 싫어합니다(웃음). 모두가 모여서 손뼉을 치고 좋다고 하는 그런 것을 싫어합니다. 고고한 사람으로 있고 싶었습니다.

자연섭리에 맞지 않는 삶은 잘못되었다

후나세 : 그러한 것은 쓰가루의 험한 풍토에서 만들어진 것이군요. 기후도 상당히 혹독하지요.

아보 : 그렇습니다. 그래서 자연섭리에 맞지 않는 생활방식은 잘못되었다고 생각합니다. 약을 처방하면 병이 낫는다는 느낌이 전혀 들지 않습니다. 약으로 생명체의 병을 고칠 수 없습니다.

편집부 : 언제부터입니까? 어릴 적부터의 체험인가요?

아보 : 제가 자랄 때는 정말 가난했습니다. 가장 충격을 받았던 일은 중학생이 되면 당연히 새 교복을 사줄 거라고 생각했는데 "아직 입을 수 있다"고 하면서 형의 헌 교복을 주셨을 때입니다. 구두도 "아직 신을 수 있다"고 하면서 누나의 빨간 구두를 검게 염색해주었습니다. 저는 너무 서러워서 눈물을 흘렸지요. 그러나 아버지나, 어머니께 한마디도 불평, 불만을 말하지 못했습니다.

또 하나의 기억이라면, 제가 중학생이 될 무렵 일본도 조금씩 풍요로워져서 세상에 과자가 나돌기 시작했습니다. 붕어빵, 단팥빵, 기름에 튀긴 도넛 등입니다. 누나가 사온 것을 두세 번 먹었지만, 그때 그런 과자를 너무 많이 먹으면 큰 인물이 될 수 없다고 생각하고 더 이상 먹지 않았습니다(웃음).

예전에는 조금은 먹었습니다만, 지금은 어떤 케이크도 전혀 입에 대지 못합니다. 얼마 전 40년 만에 한번 먹어봤더니 독물 반응이 나타나서 식은땀이 났습니다.

후나세 : 마치 센서 같네요(웃음).

아보 : 중학교의 시작은 그런 것이었습니다. 역시 단것을 먹는다는 것은 쉬운 일이라서 정신의 기복이 커지고 인내와 의지가 무너진다고 생각합니다.

장수만으로는 의미가 없다

편집부 : 아보 선생의 책을 읽었습니다. "장수하기 위해서 살고 있는 것이 아니다"는 부분이 대단히 재미있었습니다.

아보 : 역시 장수만을 목표로 하는 것은 멋쩍은 일이잖습니까. 그런데 장수를 한다면 무엇 때문에 장수를 할까요.

역시 가족이나 사회에 어려운 문제가 발생했을 때 목숨을 버리고 큰일을 해야 한다는 마음으로 몸을 준비하고 있습니다. 할 수 있을지, 없을지는 알 수 없지만 그렇게 정하고 있습니다.

편집부 : "암인지도 모른다"고 의사에게 말을 들으면, 있어도 없어도 된다는 마음가짐이 중요하다는 이야기를 앞에서 했습니다. 제가 건강에 관한 책을 읽고 뭔가 이상하다고 생각하는 부분은, 결국 인간은 죽는다는 것이 확실하지 않다는 것입니다. '이것을 하면 병이 되지 않는다. 저것을 먹으면 병이 되지 않는다. 그렇다면 그 사람은 어떤 죽음을 맞이하는가' 이것이 보이지 않는 것이 불만입니다.

아보 : 요시다 쇼인吉田松陰의 책을 읽으며 느꼈지만 '필요할 때 죽지 않으면 안 된다'라고 생각합니다. 그때 전력을 쏟을 힘이 없을 정도로 약해져 있다면 의미가 없습니다. 그때를 위해서 건강을 유지하고 있습니다.

기준성 : 깨달음의 경지이군요. 저도 그런 마음을 가지고 시대를 살아왔습니다.

저는 혁명재판소에서, 당시로는 범죄가 되지 않는 것을 정치적 판단으로 3년 6개월 거슬러 올라가 소급법을 적용해서 국가반역죄로 사형을 구형받았습니다. 박정희 군사 정권 때의 일입니다. 그들은 무조건 저를 죽이려고 했습니다. 그렇지 않아도 반골反骨 기질로 정평이 나 있었기 때문에 닦달하면 무슨 죄이고 만들 수 있었습니다. 정치적 희생양이 필요했던 것이지요.

마침 어머니가 위암수술을 하고 좋아졌을 때인데, 돌아가시기 전에《반야심경般若心經》을 보내주셔서 그것을 읽고 마음의 평화를 찾았습니다. 그때 생각했습니다. '뭔가 이제까지의 인생이 잘못되었다'라고. 연습인 인생을 살아온 것 같은 생각이 들었습니다.

'그래도 이제부터의 시간이 있다. 이제부터 어떻게 살아야 하는가. 언제나 매순간에 최선을 다하며 산다면 남을 원망할 일도 없을 것이고 후회할 일도 없을 것이다'라고 생각했습니다. 그때부터입니다. '마음의 평화를 찾고 최선을 다한다'는 다짐을 했습니다. 이제까지는 대강 살아왔다고 그때 깨달았습니다.

그렇다면 언제 죽어도 상관이 없다고 생각하니 마음이 편안해졌습니다. 사형을 구형받았지만, 금고형 15년이 언도되었습니다. 그때부터 모든 순간 최선을 다한다면 언제 죽어도 후회가 없다는 생각을 했습니다. 아보 선생의 깨달음의 이야기를 듣고 저의 경험을 조금 말씀드렸습니다.

편집부 : 아보 선생께서는 스스로 면역학을 선택하셨다고 생각하는데, 그건 어떤 이유가 있었나요?

아보 : 노구치 히데요野口英世가 세균학을 선택한 것과 같이, 그 시대에 가장 뻗어나갈 학문이 있습니다. 제가 생각한 마음의 문제 같은 것을 취급하는 심료내과心療內科 : 내과적 증상과 관련되어 나타나는 신경증이나 심신증을 치료 대상으로 하는 진료 과목라는 것이 그 당시에도 있었는데, 거기에 가도 별다른 것이 없다고 생각했습니다.

역시 비약해서 모든 의학의 리더가 되는 학문으로 들어가, 거기서 정점을 차지하고 싶다는 마음이 있었기 때문입니다(웃음). 그러나 평범한 수준에서는 다른 분야를 간섭할 수가 없습니다. 면역학은 병과의 싸움입니다.

앞에서 말한 바와 같이 학생 때 자율신경과 백혈구의 연결을 듣고 있었으니……. 그냥 그 선생의 제자로 들어갈 생각은 없었습니다. 선생께서는 그 이론을 세계에 펼치지 못했으니 역시 저력이 없었던 것입니다. 선생의 수준에서 같은 일을 반복해도 안 된다는 것을 알고 있었기 때문에 뭔가 새로운 출구를 찾아서 더 설득을 할 수 있는 일을 해야 한다고 생각했습니다.

후나세 : 그리고 아보 선생께서 그 횃불을 이으신 것이네요. 아보 선생과 기 선생의 이야기를 듣고 깊은 감명을 받았습니다. 그것은 두 선생께서 모두 고립을 두려워하지 않고 고고하게 독립적으로 독보의 삶을 걸어오셨기 때문입니다.

보통의 의사는 고립을 두려워합니다. 명성과 부를 손에 넣은 성공한 의사일수록 그렇습니다. 그러나 두 선생께서는 모두 고고하게 사시고 계십니다. 그것은 마치 우러러봐야 하는 큰 봉우리와도 같은 삶입니다.

그 철학이 어디서부터 비롯되었는지 잘 알았습니다. 그것은 쓰가루의 차가운 바람과 험한 풍토이고, 또한 조국의 분단지배에 따른 고난이었습니다. "고난이 그대를 옥玉으로 만든다"는 격언이 있습니다. 이 말을 가슴 깊이 느꼈습니다.

두 선생의 미소가 온화하고, 자애에 차 있고, 말씀 하나하나가 따뜻합니다. "의사이자 치료사이기 이전에 고결한 인간이 되어라"는 말을 몸소 실천하시고 계십니다. 대체의료를 실행하시는 선생들은 한결 같이 표정이 온화합니다. 그것은 환자를 '죽이고 있지 않다', '살리고 있다'는 자신과 안심감 때문일 것입니다.

그에 비해 아직 암의 3대 요법을 고집하고 있는 의사들의 표정은 험하고 어둡기만 합니다. 이런 분들께 마음으로부터 외치고 싶습니다. 아보 선생, 기 선생의 조용한 미소, 조용한 자신감을 배우라고. 더 이상 환자들을 괴롭히지 말고 환자를 살리는 의학의 길을 걸어가라고 부탁드리고 싶습니다.

맺음말 | 암은 항암제로 고칠 수 없다

　얼마 전 해외뉴스에서 세계 최대의 제약회사인 화이자 사가 직원 1만 명을 해임했다는 보도를 접했습니다. 이 책에서 다룬 그 항암제 '플라토신'의 판매회사입니다. 그 이유는 의약품 판매 부진이었습니다.

　저는 '항암제의 판매 수입이 떨어지고 있다'는 사실을 직감했습니다. '항암제 때문에 죽는다!'라는 저의 작은 목소리가 메아리가 되어 고발이 조금이기는 하지만 착실하게 세계를 움직이고 있는 것 같습니다.

　미국 의학계도 급격하게 '3대 요법'에서 대체요법으로 기울어지고 있습니다. 1990년의 OTA 리포트가 대전환점이 되었습니다. 미국 정부의 대체요법에의 예산은 1990년 이래 10년 사이에 300만 달러에서 2억 달러로 67배 급증했습니다.

미국의 의료시장은 기존의 현대의학과 대체의학의 점유율이 벌써 6 대 4로, 암 치료의 현장에서도 대체요법이 우위에 서 있습니다. 그래서 미국의 암사망자는 매년 약 3,000명씩 줄어들기 시작했습니다. 살인요법인 '3대 요법'에서 해방되기 시작했으므로 당연한 일입니다. '독毒'을 투여하지 않으면 오래 사는 것은 당연한 이야기입니다.

2007년 2월 2일에는 "항암제 '이레사' 효과 없다"라고 하는 보도가 있었습니다. 저는 이레사를 '악마의 항암제'라고 부릅니다. 2002년 일본에서 승인되었지만, 판매 직후부터 부작용으로 보이는 간질성 폐렴이 속출하였고, 판명判明된 것만으로도 607명이 희생되었습니다.

암을 치료하기 위해서 투여한 약제 때문에 죽는다는 것은 너무나 슬픈 일입니다. '폐암의 특효약'으로 인가되었는데 환자는 중대 부작용으로 마구 죽어갔습니다. 수입판매원인 아스트라제네카사는 중대 부작용으로 인한 죽음이 속출하는 사실을 묵살했습니다. 판매 팸플릿에는 '꿈과 같은 약'이라고 과대광고를 계속했습니다.

2005년 6월 24일 드디어 유족들이 이 회사를 약사법으로 고소했습니다. '과대광고, 선전 때문에 사망자가 속출했다'라고 도쿄지검 등에 고발장을 제출했습니다.

그리고 고발된 아스트라제네카사는 '연명효과'가 없다는 사실을 공표하기에 이르렀습니다. 아스트라제네카사는 '동양인에게 연명효과가 시사되었다'라고 일본에서의 판매를 쟁취했으나, 그것은 새빨간 거짓말이었습니다. 이전의 약보다 떨어지는 것이었습니다.

아스트라제네카사는 2003년 9월 이래, 항암제 치료력이 있는 폐암환자 490명을 무작위로 반으로 나누고 각각 이레사와 도세탁셀로 치료했습니다. 이레사로 치료를 시작한 환자의 '1년 생존율'은 48%로, 도세탁셀의 54%보다 낮았습니다. 환자의 반수가 사망할 때까지의 기간도 이레사는 12개월이고 도세탁셀은 14개월이었다고 합니다(마이니치신문 2007. 2. 2).

이 '인체실험' 데이터에 암담해졌습니다. 두 개의 항암제는 50보 100보입니다. '1년 생존율'이 약 50%라는 것은 이 항암제 치료실험에 참가한 약 500명의 환자의 반수가 사망하였다(죽음을 당했다)는 것을 의미합니다.

이 책의 본문에서 말한 것처럼 폐암 치료의 가장 좋은 방법으로 '아무것도 하지 않는다'(22%)를 선택한 캐나다와 비교해 보기 바랍니다. 캐나다에서 폐암 치료에 '항암제를 쓴다'는 사람은 겨우 5%로, 일본의 20분의 1에 해당합니다.

연명효과를 올리기 위해서는 아무것도 하지 않아야 한다는 상식을 일본 의료는 알지 못하고 있습니다. 그보다는 '아무것도 하지 않으면 벌이가 없다'고 하는 것이 본심일 것입니다. 그래도 이번에 '악마의 항암제'가 사실상 사용 금지된 것은 탈항암제를 향한 첫 발디딤이라고 할 수 있습니다.

현재 미국에서 '가장 영향력이 있는 저명인 25명'으로 선발된 앤드루 와일 박사는 저서 《자연치유》에서 이렇게 말하고 있습니다.

"사람은 스스로 치유하는 힘을 가지고 있다. 그 치유력을 활성화시키는 것으로 절망적 병에서 기적적 삶을 얻은 사람이 적지 않다."

이 책은 '의학의 혁명서'라고 극찬을 받으며, 전미 베스트셀러가 되었습니다. 와일 박사의 홈페이지 방문자수는

한 달에 최대 300만 명이나 됩니다. 이 책을 번역한 오에노 케이이치上野圭一 씨는 "의료혁명은 대학 이외에서도 엄청난 속도로 진행되고 있다"라고 말합니다.

와일 박사는 '암의 자연치유'에 대해서 다음과 같이 말합니다.

"커다란 종양조직이 수 시간, 수일 만에 없어지는 예도 있다."

생명은 기적과 신비의 가능성을 가지고 있습니다. 한편 와일 박사는 항암제의 화학요법과 방사선 치료에 대해서 "미숙하고 조잡한 방법이고, 모두 시대에 맞지 않는 치료법이다"라고 단정했습니다. 와일 박사야말로 아보 선생, 기준성 선생, 그리고 저의 동지입니다. 이 따뜻하고 희망에 찬 네트워크를 널리널리 펼치고 싶습니다.

눈 내리는 날 에치고유자와 온천에서 아보, 기준성 두 선생과 함께 온천탕에도 들어가고 환담을 나누며 술 한잔 기울이던 그 소중한 시간을 기억하면서…….

후나세 슌스케

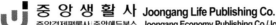

중 앙 생 활 사 Joongang Life Publishing Co.
중앙경제평론사 | 중앙에듀북스 Joongang Economy Publishing Co./Joongang Edubooks Publishing Co.

중앙생활사는 건강한 생활, 행복한 삶을 일군다는 신념 아래 설립된 건강 · 실용서 전문 출판사로서
치열한 생존경쟁에 심신이 지친 현대인에게 건강과 생활의 지혜를 주는 책을 발간하고 있습니다.

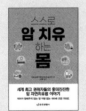

스스로 **암 치유**하는 **몸**

초판 1쇄 인쇄 | 2022년 9월 15일
초판 1쇄 발행 | 2022년 9월 20일

지은이 | 이보 도오루(安保徹) · 기준성(奇埈成) · 후나세 슌스케(船瀨俊介)
옮긴이 | 고선윤(SunYun Ko)
펴낸이 | 최점옥(JeomOg Choi)
펴낸곳 | 중앙생활사(Joongang Life Publishing Co.)

대   표 | 김용주
책임편집 | 용한솔
본문디자인 | 박근영

출력 | 영신사 종이 | 한솔PNS 인쇄 · 제본 | 영신사

잘못된 책은 구입한 서점에서 교환해드립니다.
가격은 표지 뒷면에 있습니다.

ISBN 978-89-6141-297-1(03510)

등록 | 1999년 1월 16일 제2-2730호
주소 | ⊕ 04590 서울시 중구 다산로20길 5(신당4동 340-128) 중앙빌딩
전화 | (02)2253-4463(代) 팩스 | (02)2253-7988
홈페이지 | www.japub.co.kr 블로그 | http://blog.naver.com/japub
네이버 스마트스토어 | https://smartstore.naver.com/jaub 이메일 | japub@naver.com
♣ 중앙생활사는 중앙경제평론사 · 중앙에듀북스와 자매회사입니다.

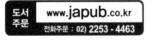

도서
주문
www.**japub**.co.kr
전화주문 : 02) 2253 - 4463

중앙생활사/중앙경제평론사/중앙에듀북스에서는 여러분의 소중한 원고를 기다리고 있습니다. 원고 투고는 이메일을
이용해주세요. 최선을 다해 독자들에게 사랑받는 양서로 만들어드리겠습니다. **이메일** | japub@naver.com